新 足のクリニック

教科書に書けなかった診療のコツ

井口 傑

佐野厚生総合病院整形外科　清水健太郎 画

南江堂

新版序文

　還暦を記念して『足のクリニック』を出版してから10年，早くも古稀の歳になり，表紙の如く髪も白くなりました．「診断」「手術」「装具と靴」の3部作を目指し，『足のクリニックⅡ』刊行以来5年間，頑張ってきましたが，一冊にまとめるほど納得のいくものが書けません．毎年，年賀状に「今年こそは『足のクリニックⅢ』を脱稿します」と公言し，背水の陣を敷いて頑張ってきたつもりですが，日記と同じで長続きしません．

　思いあぐねて『足のクリニック』を読み返していたところ，古くなったり，不十分，不満足な箇所が気になって訂正したくなりました．多くの読者から頂いたお叱りの言葉も気になります．南江堂の篠原満氏に恐る恐る相談し，『足のクリニック』の全項目を新しく見直すとともに，幻の『足のクリニックⅢ』で書きたかった「踵骨棘」「外反母趾」「糖尿病足のケア」「モートン病」「ジョーンズ骨折」「PTTD（後脛骨筋腱機能不全症）」の話題を追加し，『新・足のクリニック』として出版することにしました．

　南江堂にはアベノミクスのお陰かページ数40%増の大幅ベースアップを飲んでいただき，書きたいことが書けたと感謝しています．相変わらず，独断と偏見の山ですが，教科書に書けなかった鬱憤晴らしとお許し下さい．大半は読み捨てていただき，なぜだ，なぜだと喜び苦しんできたなかから，何かヒントを読み取っていただければ幸いです．今後は，まとまった本を書く自信がないので，続きはホームページ（http://www.dr-inokuchi.com/）で書き足していくつもりです．お叱り，ご批判，ご質問があればそちらで伺います．

今回もまた，我が儘を許して頂いた南江堂の篠原満氏，矢吹省吾氏，新たにイラストをお願いした久保谷智子氏，忙しいなか表紙をリニューアルしてくれた同門の清水健太郎先生，そして挫けてしまった老馬を最後まで愛の鞭で追い立ててくれた妻の三重に感謝します．

2015 年 10 月

井口　傑

旧版序文

　一日の診療が終わって，一杯のビールを傾けながら，多くの知恵を先輩から学びました．根っからの臨床医が，ちょっとでも上手く治したいと，日々工夫を重ねてきました．これらの知恵や工夫を後輩に受け継ごうと，ダボハゼの如く依頼原稿に応じてきました．でも，最近の医学書は「最低限，必要なことだけを，簡潔に，要領よく」がモットーで，感じや手触りは書けません．書きたいことが書けないと悶々と過ごしていましたが，遂に切れました．「分担執筆でなく，一から十まで自分一人で伝えたいことを書く」こんな我が儘を許してくれる出版社を捜した結果がこの本です．ですから，まずは教科書を読んで下さい．その上で，教科書に書けなかった先人の知恵を，この本から読み取って下さい．

　足の治療には「靴」と「足底板」が欠かせません．でも，実際にどうするかはなかなか教科書には書けません．この本では，どう考えて靴を選び，どのように足底板を作るか，医者だけでなく，看護師，装具士，シューフィッター，さらに患者にも役立つように書きました．

　また，足の診断は，足の病気を知ってさえいれば，難しくありません．逆に，知らないとレントゲンを見ても「見れども見えず」で，診断がつきません．後半には，日常診療での理解に役立つよう，浅く広く足部疾患を紹介しました．

　「医者は，好きなことをして感謝され，お金までもらえる素晴らしい職業」とは，田舎医者だった父の言葉です．同じ言葉を医者になった子供達に遺せるご時世ではありませんが，「診断はどんなミステリー小説を読むより面白い．治療は一つ一つが

手作りの作品」とは言えます．この本が，古い伝統を持つ足医学を通じて，先人の知恵を伝えるのに役立つことを祈ります．

挿し絵は，少しでも気楽に読めるようにと，漫画の上手な同門の清水健太郎先生に頼みました．本当は共著者なのですが，「自分一人で」と息巻いた手前，こんな体裁になりました．お陰で，酒の肴とまでは行かなくても，読みやすくなったと感謝しています．

我が儘な企画を実現してくれた南江堂の篠原満氏，礒前和美氏，矢吹省吾氏，挫けそうになる私を，飴と鞭で支えてくれた妻の三重に感謝します．

2004年5月

井口　傑

目 次

「※」は旧版『足のクリニック』にはなかった新規項目．その他，今改訂にあたって適宜内容を見直し，教科書には書けない「言いたい放題」を各所にちりばめた．

※はじめに：糖尿病足（足の外科の最近の動向) ················1
1. 私の切断の歴史················2
2. 人工透析と血行障害················4
3. 糖尿病足················6

序　章 ················21
1. 意外と少ない足の専門家················21
2. 足は万病のもと················22
3. 2足歩行が足痛の原因················24
4. 直立歩行が諸悪の根元················25
5. 靴も足をいじめる················27
6. スポーツは足に悪い？················28
7. 足は健康の源················28
※8. 足は体の鏡················29

第Ⅰ章　診療のコツ················31
1. 踵に生えた棘················31
2. 名医と藪の差················32

第Ⅱ章　足の診かた（1）················35
1. 足病変の分け方················35
2. 診断への道················36
3. 年齢と足部疾患················38
4. 性別と足部疾患················39
5. 職業と足部疾患················39
6. 問診の仕方················40
※7. 足と歩行障害················49

第Ⅲ章　足の診かた（2) ... 51

- ① 足の診かたのコツ ... 51
- ② 足の知覚 ... 57
- ③ 足を動かして診よう ... 60
- ④ まず，足の形を見る ... 62
- ⑤ 何か異常は？ ... 64
- ⑥ どうして欲しい？ ... 71
- ⑦ 深い所を触れるには―モートン偽神経腫の診かた― ... 72
- ⑧ 新鮮外傷の診かた―外側靱帯損傷― ... 75
- ⑨ 足全体の診かた―後脛骨筋腱機能不全症（PTTD）― ... 78
- ⑩ 足のＸ線写真の撮り方 ... 84
- ⑪ 足のＸ線写真の読み方 ... 88

第Ⅳ章　足の治療 ... 93

- ① 靴選び ... 93
- ② 靴の補正 ... 99
- ③ 治療靴―靴底の工夫― ... 100
- ④ フットケア用品 ... 103
- ⑤ 足底板（インソール） ... 116
- ⑥ 注射の打ち方 ... 125

※第Ⅴ章　外反母趾 ... 141

- ① 外反母趾の原因 ... 141
- ② 靴に当たって痛い ... 149
- ③ 足の裏が痛い ... 151
- ④ 足裏の痛みに対する治療 ... 151
- ⑤ 外反母趾の装具 ... 152
- ⑥ 装具処方の実際①―軽度外反母趾の場合― ... 154
- ⑦ 装具処方の実際②―中等度外反母趾の場合― ... 154

第Ⅵ章　疾患別フローチャート―痛みと診断― ... 157

- ① 前足部 ... 158
- ② 中足部 ... 159
- ③ 後足部 ... 160
- ④ 足関節 ... 161
- ⑤ 下　腿 ... 162

第Ⅶ章　部位と疾患 ... 163

部位別疾患一覧 ... 163

- ① 巻き爪 ... 166
- ② 陥入爪 ... 167
- ③ 瘭疽 ... 168
- ④ グロムス (glomus) 腫瘍 ... 169
- ⑤ 爪下外骨腫 ... 170
- ⑥ 外反母趾 ... 170
- ⑦ 滑液包炎（母趾 MTP 関節内側）... 172
- ⑧ 強剛母趾（強直母趾）... 173
- ⑨ 母趾種子骨障害 ... 175
- ⑩ ターフ・トー (turf toe) ... 176
- ⑪ 痛風 ... 177
- ⑫ 屈趾変形 ... 179
- ⑬ マレット趾 ... 179
- ⑭ 槌趾（ハンマー趾，hammer toe）... 180
- ⑮ カーリー変形 ... 181
- ⑯ フライバーグ (Freiberg) 病 ... 182
- ⑰ モートン (Morton)(偽)神経腫 ... 184
- ※⑱ モートン (Morton) 趾 ... 185
- ⑲ 中足骨骨頭部痛（モートン病）... 186
- ⑳ 先天性趾節骨癒合症 ... 188
- ㉑ 内反小趾（バニオネット）... 189
- ㉒ 爪下血腫（黒爪）... 190
- ※㉓ 足底胼胝（タコ）... 192
- ㉔ 趾間鶏眼 ... 194
- ※㉕ 鶏眼（魚の目）... 195
- ㉖ 趾節骨骨折 ... 197
- ㉗ 趾骨内軟骨腫 ... 199
- ㉘ IP 関節の捻挫・脱臼 ... 199
- ㉙ 水掻き裂創 ... 201
- ㉚ 趾骨骨髄炎 ... 202
- ㉛ 巨趾症 ... 203
- ㉜ 多趾症 ... 205
- ㉝ 合趾症 ... 205
- ㉞ 開張足 ... 206
- ㉟ 有痛性外脛骨 ... 209
- ㊱ 足底腱膜炎 ... 210
- ㊲ 足底線維腫症 (plantar fibromatosis) ... 211
- ㊳ 内側足底神経エントラップメント・ニューロパシー (jogger's foot) ... 211
- ㊴ コンパートメント症候群（足部）... 213
- ㊵ 扁平足 ... 214

- ㊶ 先天性垂直距骨 216
- ㊷ 凹足 217
- ㊸ 先天性外反踵足 218
- ㊹ 足底疣贅（plantar wart） 218
- ㊺ 後脛骨筋腱機能不全症（PTTD） 219
- ㊻ 腓骨筋腱付着部炎 221
- ㊼ 有痛性 os peronei 221
- ㊽ 下駄骨折 222
- ㊾ ジョーンズ（Jones）骨折 223
- ㊿ 立方骨圧迫骨折 226
- 51 足根洞症候群 226
- 52 腓骨筋腱腱鞘炎 228
- 53 踵舟棒（先天性踵舟癒合症） 229
- 54 二分靱帯損傷 229
- 55 踵骨前方突起骨折 230
- 56 前足根管症候群 231
- 57 リスフラン（Lisfranc）関節変形性関節症 231
- 58 足根骨瘤（tarsal boss） 232
- 59 ケーラー（Köhler）病（第1ケーラー病） 232
- 60 中足骨疲労骨折（行軍骨折, march fracture） 235
- 61 舟状骨疲労骨折 235
- 62 リスフラン（Lisfranc）靱帯損傷 236
- 63 先天性中足骨短縮症 237
- 64 ショパール（Chopart）関節変形性関節症 238
- 65 踵骨棘 239
- 66 足底腱膜付着部炎 242
- 67 踵脂肪体萎縮 243
- ※68 踵部低温熱傷 244
- 69 浅腓骨神経エントラップメント・ニューロパシー 245
- 70 アキレス腱周囲炎 246
- 71 アキレス腱付着部滑液包炎 247
- 72 踵骨骨端症〔シェーバー（Sever）病〕 248
- 73 パンプバンプ（pump bump） 249
- ※74 靴擦れ 250
- 75 ハグルンド（Haglund）変形 252
- 76 脛骨神経踵骨枝エントラップメント・ニューロパシー 253
- 77 腓骨筋痙縮性扁平足 253
- 78 距骨下関節不安定症 254
- 79 足関節外側靱帯損傷 255
- 80 前距腓靱帯損傷 257
- 81 踵腓靱帯損傷 257
- 82 距踵骨間靱帯損傷 258
- 83 距骨下関節変形性関節症 258
- 84 距骨外側突起骨折 259
- 85 陳旧性外果下端剥離骨折 260
- 86 腓骨筋腱脱臼 261
- 87 足関節滑膜インピンジメント症候群 262
- 88 先天性足根骨癒合症 263
- 89 足根管症候群（tarsal tunnel syndrome） 265
- 90 距骨嘴 268
- 91 足関節前方の衝突性外骨腫（impingement exostosis） 269
- 92 伸筋腱腱鞘炎 270
- 93 伸筋支帯エントラップメント・ニューロパシー 271

- ⓽⓸ 足関節部滑液包炎（座りダコ）……273
- ⓽⓹ 脛腓靱帯損傷………………………274
- ⓽⓺ 三角骨症候群………………………274
- ⓽⓻ 長母趾屈筋腱腱鞘炎（母趾のばね趾）
  ………………………………………276
- ⓽⓼ 尖足…………………………………278
- ⓽⓽ 距骨滑車骨軟骨障害(osteochondral lesion)…………………………………279
- ⓫⓪⓪ 足関節変形性関節症…………………281
- ⓫⓪⓵ 特発性距骨壊死………………………283
- ⓫⓪⓶ アキレス腱断裂………………………284
- ⓫⓪⓷ 下腿筋膜裂傷（肉ばなれ）…………284
- ⓫⓪⓸ コンパートメント症候群（下腿）…285
- ⓫⓪⓹ 裂足…………………………………288
- ⓫⓪⓺ 凍瘡，あかぎれ……………………289
- ⓫⓪⓻ 凍傷…………………………………289
- ⓫⓪⓼ 白癬症（水虫）……………………290
- ⓫⓪⓽ 爪白癬（水虫）……………………291
- ⓫⓵⓪ 関節リウマチ（RA）………………291
- ⓫⓵⓵ 糖尿病足……………………………294
- ⓫⓵⓶ 蜂窩織炎……………………………296
- ⓫⓵⓷ バージャー（Buerger）病…………296
- ⓫⓵⓸ 動脈硬化性閉塞（arteriosclerosis obliterans）…………………………297
- ⓫⓵⓹ いわゆる末梢神経障害（peripheral neuropathy）…………………………297
- ⓫⓵⓺ レイノー（Raynaud）現象（症候群）
  ………………………………………298
- ⓫⓵⓻ ズデック（Sudeck）骨萎縮………298
- ⓫⓵⓼ RSD（反射性交感神経性異栄養症）
  ………………………………………299
- ⓫⓵⓽ ステロイド性疲労骨折………………299
- ⓫⓶⓪ 下肢の短縮…………………………300
- ⓫⓶⓵ 先天性内反足………………………301
- ⓫⓶⓶ 先天性内転足………………………302
- ⓫⓶⓷ 矮足…………………………………303
- ⓫⓶⓸ 先天性絞扼輪………………………304

コラム

- ※水道水を使用する不安，消毒薬を使わない不安，再生ガーゼや包帯を使う不安，汚い物，細菌の付いていた物を家庭の洗濯機で洗う不安……17
- ※『糖尿病足ケア』（米国整形外科足の外科学会）……18
- 足には関係ないけれど……33
- 痛みの問診のまとめ……48
- 時は名医……50
- ※扁平足とスポーツ……63
- ややこしい足の運動に関する用語……67
- ※改変で混乱する足の運動表示——回内↔外がえし，回外↔内がえし——……68
- ※混乱する病名—「モートン病」——……73
- 種子骨と副骨……89
- X線写真の望遠鏡……92
- 靴選びの流れとチェックポイント……94
- ※靴のJIS（日本工業規格）……96
- ※靴の難民……98
- 広すぎる靴の弊害……108
- ※扁平足は歩行能力を低下させる？——森鷗外と扁平足信仰——……111
- ※モートン病（中足骨骨頭部痛）……127
- ※医者が踵骨棘を抱えたとき……133
- ※外反母趾のX線診断……171
- 第1と第2ケーラー病……183
- 転移する痛み——転移性中足骨骨頭部痛——……185
- 最近の若い人は……187
- 時代による足の形の変化……187
- 爪下血腫の処置—焼きゴテ法と錐もみ法——……191
- ※タコは痛みの原因ではない!?……192
- 小趾のオカルト骨折……198
- ギリシャ型とエジプト型……200
- 足の基準は第2趾……201
- 足底圧の集中—相対的な中足骨骨頭部の突出……203
- 体重を支える……204
- 足のアーチ……207
- ※扁平足は知能の発育を阻害する？……215
- ※扁平足は歩行能力を低下させる？……216
- ※ジョーンズ骨折……224
- 難治性捻挫の4人組……228
- ※行軍骨折……234
- 踵骨棘の本当の原因……240
- 踵骨棘はなぜ痛む……241
- 骨癒合のない先天性足根骨癒合症……264
- 外骨腫による足根管症候群!?……268
- 球状足関節……272
- ※強剛母趾（hallux rigidus）/強剛母指（pollex rigidus），母趾のばね趾（trigger great toe）/母指のばね指（trigger thumb）……277
- RA患者の靴……293
- ※生物学的製剤とRA手術……294
- 奇形と遺伝……304

はじめに：
糖尿病足（足の外科の最近の動向）

　足の外科において，この10年で大きく変化したのは糖尿病足への取り組みである．

　糖尿病によって神経障害や血行障害を起こし，足に潰瘍や感染を生じて，壊死から切断に至る病変を「糖尿病足」という．国際糖尿病連合（IDF）の『糖尿病アトラス 2014 UPDATE』によれば，糖尿病の患者は世界で3億8千万人，国内で720万人だそうだから，糖尿病足の有病率を1％（報告では1.5～10％）と低めにみても7万人，多めにみれば70万人近い糖尿病足患者が日本にいることになる．

　こうした状況に対応して，2008年度の診療報酬改定で「糖尿病合併症管理料：170点」が新設され，算定対象として「糖尿病足」という用語が公に使われ，医師の指示に基づけば看護師が処置を行った場合にも算定できることになった．爪甲切除（麻酔を要しないで行うもの），角質除去，足浴等の実施，足の状態の観察方法，足の清潔・爪切り等の足のセルフケア方法，正しい靴の選択方法の指導と，算定に必要な実施・指導内容もキュア（「cure」「治療」）というよりケア（「care」「介護」）として具体的に明示されたため，糖尿病足のフットケアに対する関心が爆発的に高まった．糖尿病足を治療する診療科は，内科，整形外科から形成外科，皮膚科，血管外科へと拡大し，医師や看護師をはじめ，多くの医療関係者を巻き込んで，糖尿病足のケアは台風の如き勢いで隆盛を誇ることとなった．

　ところが，著者が10数年前にフットケア関係者が多数参加する糖尿病足病変研究会で講演したとき，足の外科医どころか整形外科医が会員に一人もいないことに驚いた．気がついたら，台風の目のような真空地帯に取り残され，

長年泣く泣く足を切断してきた整形外科医が，忌み嫌うべき切断を行う悪の象徴とされていて，悔しい思いをした．しかし思い返してみると，先頭になって切断を防ぐ努力すべきだった整形外科医が，内科からの依頼患者だからといって，切断術の成績向上ばかりに気を取られ，切断防止の努力を忘れていたことも確かである．

『足のクリニック』の新版を書くにあたって，こうした反省を踏まえつつ，足を切断する立場からみた糖尿病足とフットケアについて加筆し，足の外科医として注意を喚起することにした．

① 私の切断の歴史

著者個人の切断の歴史は，外傷，腫瘍，糖尿病足の三期に分かれる．

a．「交通戦争」の時代

軍医の父から命と引き替えの切断術の話を聞いて育った著者は，整形外科医になってすぐに交通戦争の真っただ中に投げ込まれた．泥だらけの開放骨折は徹底したwash and debridementで感染を押さえ込めても，血管損傷による阻血性壊死・拘縮，神経損傷による知覚・運動麻痺，広範囲の皮膚・筋肉損傷と挫滅症候群の前にはなす術もなく，切断に追い込まれる毎日だった．足が残せても，長期の治療と情けない残存機能から「こんな足なら義足のほうがよい」と患者も医者も泣く泣く切断したことも少なくない．それでも1970年に16,000人を超えた交通事故死亡者数も2014年には1/4に減少し，交通戦争も終息した．マイクロサージェリーによる血管再建を始めとする四肢温存技術も向上した結果，外傷による切断は激減した．

b．「骨肉腫」の時代

次に迎えたのが悪性腫瘍による切断の時代で，これも命との引き替えの時代であった．5年生存率が10％にも満たないメトトレキサート大量療法以前

の時代，10歳代の若い骨肉腫の患者に望みのない切断術と苦しい抗癌剤治療を説得し，「うそつき！」という最期の言葉に立ち尽くし，患者を看取った日を昨日の如く思い出す．しかし，化学療法の進歩により10年生存率は80％近くに向上し，患肢温存手術が可能となり，悪性腫瘍による切断も激減した．

c. そしてまた…，「糖尿病足」の切断

　平成の世となり，切断術ともお別れと喜んでいた矢先，内科からの切断依頼が増え始めた．診察しようと下肢を持ち上げたら，炭化していた下腿が自然に折れて落ちてしまう症例（図1；手術室で足を挙上したらポキッと折れて自然切断した）から，大腿まで腫れ上がり敗血症で死にかけている症例まで千差万別であったが，共通しているのは糖尿病であった．当時は今以上に切断どころか切開排膿でも整形に転科してからという時代であったから，もう少し早く切断すれば救えた命をみすみす失っていた．切断刀1本で人の命が救えると話していた父親を思い出し，気がついたら内科病棟のベッドの脇で「局麻ででも切断する」と息巻いていた．「整形外科に行くと切断される」「切断すると死んでしまう」という故なき非難に立ち向かいながら，切断で死なずに済む前に，切開排膿で切断せずに済むうちに受診してくれと念じつつ，最後の砦を守っていた．

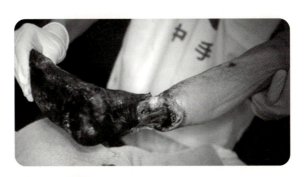

図1　糖尿病足による自然切断例

② 人工透析と血行障害

　日本に人工透析が導入されたのは1968年頃であり，現在ではその数は30万人を超え，糖尿病を原因とする人はそのうち16万人（45％）を占めるに至っている．糖尿病足による切断が増え始めた1988年頃，切断患者の大半が透析導入後7〜10年の患者であることに気がついた．特徴的だったのは，糖尿病で従来から言われていた動脈硬化性閉塞（arterioscrelosis obliterans：ASO）とは異なる，単純X線写真で趾動脈まで明瞭に写るメンケベルク（Mönckeberg）動脈硬化（中膜石灰化硬化）様の変化である．

　糖尿病足の壊死には湿性壊死（wet necrosis, 神経障害型）と乾性壊死（dry necrosis, 血行障害型）の2種類あるが，両者は症状も治療に対する反応も切断後の予後も異なる．著者がみた湿性壊死は従来からの欧米の教科書の記述に準じていたが，乾性壊死はそれらの記述と様子を異にしていた．現在の日本での糖尿病足における血行障害が単にASOだけでなく，透析の影響を強く受けていると考えた．近年の透析を中心とした糖尿病患者に対する治療の進歩により患者の生存期間は急速に伸び，中枢のASOによる血行障害が顕著化したばかりでなく，長期透析の結果，末梢のメンケベルク動脈硬化様の変化による血行障害が加わり，重篤化が進行している．そのため，防御知覚の欠如による糖尿病特有の足部壊死よりも，透析と高齢化により重篤となった血行障害による足部壊死のほうが切断の重要な要因となってきている．

a. なくならない切断

　透析の導入により糖尿病足，ひいては切断が急増した背景に糖尿病患者の延命があるとすれば，糖尿病足のケアによって切断が減るとは考えられず，かえって今後の生命予後の改善が切断数を増加させるとも言える．言い換えれば，従来注目されていた神経障害型糖尿病足は克服できても，透析によるメンケベルク動脈硬化様の変化などの血管病変を解決できなければ血行障害型糖尿病足による切断は増加し続ける．

そこで，いささか糖尿病足のケアの動きから取り残された感のある足の外科医が，終局の治療として切断を行う立場からみた糖尿病足についての考え方を次に紹介する．

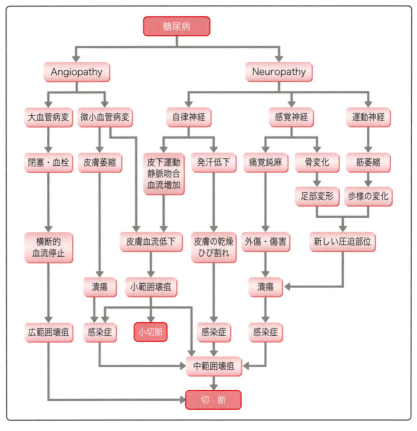

図2 糖尿病足切断に至る経路

③ 糖尿病足

　糖尿病患者は知覚神経障害により防御知覚を損ない，足に潰瘍を起こす．運動神経が障害されると筋力がアンバランスとなり，足の変形を起こす．変形部位が床や靴に当たると圧力が集中し，潰瘍をつくる．また，自律神経の障害は，皮下の動静脈吻合を開き，動脈から静脈に血液が直接シャントするので，皮膚への血行を減少させ，潰瘍の発生を助長し，治癒を阻害する．

　一度，潰瘍ができると，糖尿病は白血球の遊走性や免疫能を低下させるので，感染が生じ易く，起こった感染は治りにくい．

　感染による炎症は，趾や足部コンパートメント内の組織内圧を高め，局所の循環を阻害する．この乏血による酸素欠乏，代謝障害がさらに組織内圧を高め，感染を悪化させて悪循環に陥り，最後には阻血を起こし，壊死に陥る．

　このように，軽い皮膚の傷が潰瘍となり，感染して蜂窩織炎，骨髄炎を起こし，足部や下腿のコンパートメント症候群を起こし，足部が壊死となり，最後には下肢切断の止むなきに至るのが糖尿病足である．

　前述のように，糖尿病治療が進歩し長期人工透析も可能となり，生命予後が改善しているのに，かえって切断術に至る症例は増加している．糖尿病患者は大血管病変としてASOを合併しているが，患者の高齢化に伴ってASOによる足部の阻血性壊死も増加している．また，糖尿病患者はもともと微小血管病変を起こす病変を持つが，糖尿病性腎症から透析が導入されることにより微小血管の血行不全はさらに増悪する．その結果，ASOによる血行不全に加えて，透析によるメンケベルク動脈硬化様の変化の要素を抱えているのが，現代日本における糖尿病足の特徴である．

a. 糖尿病足のケア

　糖尿病足の治療に最も大切なのは予防であり，足と靴の両面から潰瘍の防止に努めなければならない．足が潰瘍になってからでは遅きに失しており，靴と足のケアは，足に潰瘍のない初期から開始し，切断後の末期まで続けな

ければならない．

　普通の人は，靴に小石が一個入っていても痛くてすぐに靴を脱いで取り出す．ところが，糖尿病の患者は，そのまま一日中歩き続け，靴を脱いだときに，血だらけの足を見て初めて潰瘍に気がつく．防御知覚を失った糖尿病患者は，アキレス腱が露出するほどの靴擦れができても，平気で歩いている．糖尿病性網膜症で目が悪ければ，足がぬるぬるしているとしか分からず，血だらけの潰瘍に気づかない．靴で潰瘍ができることを知らなければ，患者や家族が血だらけの足を見ても原因が分からず，傷の手当だけをしている．医者も，糖尿病患者は踵骨を骨折しても歩けることを知らなければ，打撲か捻挫だと思い，X線写真も撮らずに湿布を渡す．

　こんなことが起こらないように，医者，看護師，家族，患者のするべき糖尿病足のケアについて次に述べる．

b. 医者に知って欲しい糖尿病足

　糖尿病足では，次のように医者にとっても意外なことが起こる．

- 踵や中足骨を骨折しても，折れたことに気づかず平気で歩いている．
- アキレス腱が切れても，切れたことに気づかず平気で歩いている．
- 踵骨や下腿骨に疲労骨折を起こしても，折れたことに気づかず平気で歩いている．
- 骨や腱が見えるほどの靴擦れでも，痛まないので放っていたり，自分で処置したりしている．
- 靴の中に釘が出ていても平気で履いている．
- 針が刺さっていても気づかない．
- 爪を切るとき，胼胝を削るときに皮膚を切っても気づかない．
- 湯たんぽや電気アンカによる低温やけどで水疱ができても，低温やけどに気づかずそれらを使い続けている．
- 発赤，腫脹を起こすほどに，赤外線こたつやストーブへ足を近づける．
- 潰瘍から壊疽になっても，「痛いから」ではなく，「臭いから」と言って来院する．

いずれも糖尿病性神経症による「痛覚の脱失」「防御知覚の欠如」と言ってしまえば簡単だが，初めて出会ったときは驚いた．ハンセン病や梅毒でも言えることだが，経験のない医者にとっては想定外で誤診する．

1．想定外

　糖尿病の主治医に言われ一生懸命歩いているうちに，骨折や腱断裂を起こした患者が結構いる．入院中の同室の糖尿病患者が2人同時に足が腫れたから診てほしい，と内科から依頼されたことがある．話を聞いてみると，主治医から歩くように指示されたので，隣の公園に早朝2人で散歩に行ったところ，1人が途中で歩けなくなり，もう1人がやっとのことでおぶって帰院したという．2人とも踵骨骨折だったが，主治医どころか患者にもなかなか信じてもらえなかった．内科医にも整形外科医にも想定外では済まされない事態である．

　デパートで買い物をしていたおばあさんが転んで両足が痛くなり，来院した．付き添ってきた店員は平身低頭であったが，診断は「両側のアキレス腱断裂」で，よく話を聞いてみると歩いているうちに急に足に力が入らなくなって転び，起き上がってビッコを引きながら歩いたら反対側の足にも力が入らなくなったという．何かにつまずいて転んで切れたのではなく，歩いていただけで両側のアキレス腱が相次いで自然断裂したわけである．医者も店員も，てっきり転んでアキレス腱を切ったと思っていたのだが，患者はなぜ転んだのか不思議がっていた．デパート側には罪がなかったわけであるが，訴訟になっても不思議はなかったケースである．

　単に「防御知覚の欠如」「血行障害」という言葉ではなく，多くの具体的な症例を知って，常識，思い込みを乗り越えて欲しい．

2．湿性と乾性の糖尿病足

　日本の糖尿病足の患者は多かれ少なかれASOを抱え，透析患者ではメンケベルク動脈硬化様の変化があるので，患者は糖尿病と血行障害の要素を併せ持つ．前述のように，ここでは糖尿病を主体とした神経障害型の壊死は湿潤しているので湿性壊死，血行障害を主な原因とした壊死は乾燥しているので乾性壊死と呼ぶことにした．

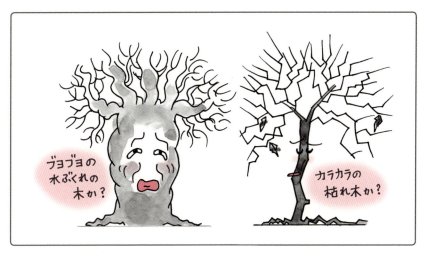

図3 腫れて水ぶくれの湿性と枯れてカラカラの乾性

　湿性壊死は，潰瘍，感染，炎症，内圧の亢進，うっ血，阻血の道を進み，壊死に至る．一方，乾性壊死では，直接，動脈性阻血で組織の壊死が起こり，感染と炎症は促進因子に過ぎない．もちろん，湿性壊死でも最初から自律神経障害による末梢の血流障害があり，乾性壊死でも感染と壊死のために周囲は炎症を起こし，浸出液によって湿潤となるから，完全に区別できるわけではない．しかし，湿性は乾性に比べて，血流も組織の活性も正常で，感染し易いが治り易いので，潰瘍をみたときに湿っているか乾いているかは，最初で最大の岐路であり，それによって創の処置，感染の抑制，切断部位の決定まで，その後の処置は大きく異なる．

　簡単な鑑別は，痛ければ乾性，痛くなければ湿性の潰瘍・壊死であるが，どちらかだけの糖尿病足はない．湿性は知覚低下を触覚と振動覚で確認し，乾性は末梢血行障害を後脛骨動脈，足背動脈の拍動，できればABI（足関節上腕血圧比）で確認する．

3．創の処置

　湿性壊死を呈する糖尿病足では，創の洗浄を行い，出血するまで辺縁の新

鮮化と骨，軟骨，腱を含めた壊死組織の切除を行い，腱鞘や足部のコンパートメントを積極的に開放する．切開排膿は早めに行い，重力による排膿ができるよう必ず下方に対孔を開け，ドレーンを設置し，洗浄を繰り返す．露出面は開放したまま肉芽の形成を待ち，必要ならば植皮を行う．

　乾性壊死では，壊死部の分界が完成した時点で，明らかに壊死した部分だけを鋭的に切除する．明らかな膿瘍は切開排膿するが，生存部は無理に開放せず，切除と洗浄を繰り返し愛護的に進行が止まるのを待つ．一次的には創閉鎖は行わず，肉芽の形成を待つのが望ましいが，長時間を要する．バイパス手術が可能であれば先行して施行する．

4．靴と装具

　潰瘍の治療に重要なのは潰瘍の除圧と安静である．糖尿病足では足裏の脂肪が萎縮するので，緩衝材料で作った足底板を靴に入れる．変形が原因ならば，周囲と圧が均等化するよう凹凸をつけた足底板で圧を分散する．靴が不適切で当たる場合には，開口部が大きく開き，甲革も内張も柔らかい深靴に，荷重が均一になるようアーチサポートと中足骨パッドの付いた柔軟な足底板を入れる．関節の運動を減らすために，シャンクはなるべく長く強めにし，SACH（solid ankle cushion heel）やロッカーボトムを付ける（靴の各部の名称についてはⅣ章-3「治療靴」100ページ参照）．靴の圧迫を心配するあまり大きすぎる靴では，かえって足が動いて剪断力が生じ安静が保てなくなるので良くない．

　トータルコンタクト・ギプスは，骨格の突出部にパッドを敷いた上から無褥ギプスを巻き，圧力だけでなく剪断力も排除して潰瘍を治療する．足の形状を型取って緩衝材で内張りした硬い靴型装具は，トータルコンタクト・ギプスと同様の治療効果をあげる．高温多湿の日本では，毎日，入浴できる靴型装具のほうが適している．

5．切断レベル

　湿性壊死では，骨髄炎があっても可能な限り残すことを原則とする．感染が押さえ込めた時点でバイパス手術が必要なら，施行してから切断レベルを決める．足部の部分切断で済めば，肉芽形成が終わってから植皮するが，耐

荷重性は期待しない．

乾性壊死では，切断前にバイパス手術ができれば，踵を残す切断も可能となるが，できなければ膝下切断となる可能性が大きくなる．

6．血行再建

後先が逆になってしまったが，糖尿病足で切断を考えるとき，真っ先に目指すのは血行再建の道である．Toe to thumb（母趾の母指への移植）や遊離皮弁移植ができるのに，何故，膝下3分枝以下の血行再建ができないのか！と嘆いたのは過去のことになった．カテーテル・ステント療法，血管移植から血管新生療法，iPS細胞まで，血行障害を少しでも改善してくれるなら，切断術を行う足の外科医には涙が出るほど有り難いことである．湿性の壊死でも切断術に不利な血行再建はないのだから，血行再建のすべての道が閉ざされた後，切断術を考えればよい．血行再建に優先するのは救命的切断だけであり，黒くなった趾を見たら乾性壊死はもちろん，湿性壊死でも血行再建を第一に考えて欲しい．

c．看護師に知って欲しい糖尿病足

糖尿病足は，足の局所疾患ではなく全身疾患である．足は，神経系，血管系のなかで脳や心臓から最も遠いところにあり，手からも目からも届き難く，最も下にあるので，神経，血管，網膜，腎臓の障害の影響を強く受ける．糖尿病自体も，内分泌，代謝内科の対象疾患の一部として位置付けられ，神経，血管，腎臓，網膜の内科系，外科系の科，足に関する整形外科，形成外科，皮膚科，それにリハビリに神経科と，その範囲は際限もない．そのうえ，糖尿病や足の外科の専門医でも，糖尿病足に専門知識を持つ者はごく少ないので，糖尿病足に必要な知識と技術を併せ持つ可能性が最もある医療関係の職種は看護師だけである．そしてまた看護師は，患者と家族や他の医療職と接触する機会も豊富であり，指揮を執る絶好の場にいるとも言える．

d．糖尿病足の予防

予防が糖尿病足の一番の治療である．糖尿病足は傷を作ると将棋倒しのよ

うに進み悪循環に陥る．

1．足を裏まで見るよう指導する

　予防に大切なのは，足に注意を向けることである．自分の足，特に足裏を見ることは滅多にない．糖尿病では関節拘縮があり，なおさら自分の足裏を見るのが難しいので，鏡を用意させる．痛覚は防御知覚として警報装置の働きをしているが，糖尿病患者は知覚が低下しているので，通常は気づく異常でも，目で見るまでは気づかない．帰宅時に裸足になり，傷ついているところ，血の出ているところ，擦り剥けているところ，ただれているところ，赤くなっているところ，腫れているところ，水疱や血豆など，いつもと変わったところがないかを見て触り確かめるよう具体的に指導する．鏡や懐中電灯を使って足の裏や趾の間も確認する．靴，靴下にも何か付着していないか確かめる．目の悪い患者には，家族にも見てもらって確認するよう指導することが大切である．

2．足の手入れを指導する

　毎日，ぬるま湯で10分間，足浴をさせる．趾間までしっかり洗い，石けんや入浴剤を使ってもよいが，シャワーで十分洗い流すことが重要である．柔らかいタオルで十分乾燥させ，保湿クリームを薄く塗る．爪はニッパー型の爪切りで，趾先から1mm出たレベルで水平に切る．爪の角が隣接趾に当たっていないかを確かめる．ささくれ，副爪は切除し，爪にも保湿クリームを塗る．目の悪い患者には，家族に頼んで切ってもらうように指導する．胼胝，魚の目はドーナツ型パッドで手当てし，風呂上がりにヤスリで少しずつ削り，刃物では削らない．また，スピール膏は付けない．

　靴下は毎日代え，継ぎのあたった物は履かない．

3．靴選びと手入れの指導

　糖尿病患者は，防御知覚が障害され，足が傷つき易いので，一般の靴選びの注意（Ⅳ章-1「靴選び」93ページ参照）を守った上に，さらに以下のような注意が必要である．

　①足長，足囲が少し大きめで，特に靴先の趾の入る部分（先玉，トーボック

ス）は高さ・広さに余裕がある．
②革や内張りが軟らかく，弾力性がある．
③内部に，固い縫い目やしわ，釘など出っ張りがない．
④靴の縁（口周り線，咽周り線）が軟らかく，余裕があり，足に当たらない．
⑤深めで安定性がある．

　靴の手入れも，足と同じに観察と手入れが必要である．靴は，靴を履くときと脱ぐときの2回チェックしなければならない．履くときには，足を傷つける小石などが入っていないか，靴をよく振ってみて，手で中をなでてみる．靴紐はほどいて履き，締めてから靴下が寄っていないかを確かめる．帰ってきて脱いだときには，内側に血などが付いていないか，目で覗き手でなでて確かめる．

4．傷の処置

　潰瘍や壊死部の処置を行うためには，足浴できる洗い場と温水シャワーが用意されていることが望ましい．洗浄には大量の水を使うので，防水シートとポリバケツがいる．道具としては，尖刃，小円刃，眼科剪刀（曲，直），クーパー剪刀（曲，直），眼科摂子，有鉤中摂子，無鉤長摂子，鋭匙（軟部，骨），小リュール鉗子，膿盆，注射器（20 mL，50 mL）をセットにして揃え，薬剤としては消毒剤，抗生物質入り軟膏，ステロイド入り軟膏，生食水などが必要で，無影灯も欲しい．

　ポリバケツの中にぬるま湯を入れ，患者を椅子に座らせ，足を10分間つける．ガーゼを渡して趾間を洗わせ，創や潰瘍の周りを擦らせる．具体的なやり方については後述するが，自宅で患者にやらせるためには，家族にも立ち会わせて，お湯の用意からタオルの準備まで具体的に教える．ぬるま湯のシャワーで洗い流した後，タオルで乾かして傷の処置に移る．

　壊死組織の切除は，湿性と乾性で少し異なる．まず，両者とも足浴で白く藻のようになった組織は眼科剪刀ですべて切除する．分界が明瞭であれば，尖刃で壊死部の皮膚，軟部組織を切除する．

　感染がある湿性の壊死では，積極的に切開排膿を行い，少し出血するとこ

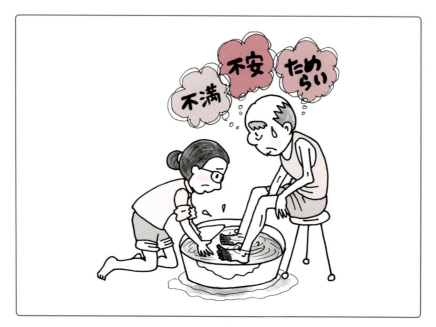

図4 自分で足を洗う糖尿病患者

ろまで壊死組織を切除する．洗浄やドレナージが効くように隔壁や腱鞘は切開する．関節包は化膿性関節炎がなければ開けないが，あれば切開が必要である．感染があり露出した血行のない関節軟骨や腱は切除するが，筋や骨は脱落するのを待つ．

　感染のある乾性壊死は，軟部組織を切除すると，またその先が壊死となるので，洗浄や排膿，ドレナージを優先し，完全な壊死部の切除にとどめ，他は自然に落脱するのを待つ．乾性壊死に陥った骨，軟骨，腱は再生せず，切除しても壊死が拡大することはないので，積極的に切除する．

　創処置が終わったら，湿性，乾性の両者ともシャワーか，生食水で洗浄し，ガーゼを当てて弾性包帯を巻く．傷がくっついて包交時に痛がるようであれば，軟膏を塗布したガーゼで覆う．また，破れたストッキングはシリコンガーゼの代わりに良い．褥瘡用の，創面を保護し湿潤に保ち浸出液も吸収し

てくれる優れた被覆剤があるので利用するのもよい．

5．患者への指導

　患者と家族による家庭での糖尿病足の処置を指導する．家庭での処置は，洗浄と包帯やガーゼの交換が主で，浴室で行う．椅子，ポリバケツ，タオル，ガーゼ，長摂子（割り箸でもよい），ガーゼ，弾性包帯，紙絆創膏，ゴミ袋を用意する．

　椅子に腰掛け，包帯を外した足を，ガーゼを付けたまま，ぬるま湯の入ったポリバケツに10分間つける．ガーゼは数分間つけた後にゆっくりと外す．新しいガーゼで皮膚を擦り，付着物，浸出液，垢を落とす．趾間はガーゼでしごくように洗い，潰瘍の周辺はガーゼで擦る．洗浄が必要であれば，痛くない程度の水勢のぬるま湯のシャワーで行う．石けんや入浴剤を使っても構わないが，水は取り替え，最後にシャワーでよく洗い流す．タオルでよく乾かし，趾間もガーゼで拭く．必要があれば被覆剤で覆ってから，軽く絞ったガーゼの四隅を足背・足底から1枚ずつ各趾の間に挟み込み，更にその上からガーゼを当て，弾性包帯を軽く巻く．使用済みのガーゼ，包帯，タオルは，お湯で軽くすすいでから，洗濯機で洗濯，乾燥させ，再利用する．

　患者も家族も，自分で糖尿病足の処置をするのに多くの不安を抱えており，躊躇，不満，批判が噴出するので，患者や家族が理解できる言葉で丁寧に説明し，納得させなければならない．その際，以下のことに特に留意する．

①**素人である患者自身や家族が行う不安**：医者も看護師も最初は初めてで，習ってやるのは誰でも同じである．専門知識や技術，経験は必要ないので，患者のほうが慣れない医者より巧い．自分の足なら痛いのはすぐ分かり，処置し易いように動くこともできるので，他人である医者にやってもらうより痛くない．自分や家族より注意深く一生懸命やる人はいない．

②**潰瘍や病気の足に触る不安**：医者や看護師がゴム手袋を付けるのは，エイズやC型肝炎などの可能性のある不特性多数の患者に接するからで，自分の足に触るのに心配はない．手に傷でもなければ，家族が感染している足に直接触っても感染する恐れはない．もちろん，不安だったり気持ち悪ければ，ポリエチレン製の手袋を使用してもよい．

③**毎日行うことの負担感**：毎日行うことは負担が大きく，必要かどうかも専門家の中で意見は分かれる．しかし，毎日行うことによって，患者自らが足を観察し，糖尿病足に向き合うことになり，服薬から食事や運動を通して，糖尿病そのものの治療に患者自身が積極的に貢献することにも繋がる．毎日，倍々に増える蓮の花が15日で池の半分を覆ったとき，池全体が覆われるには全部で何日掛かるか，というなぞなぞがある．半分になるのに15日掛かったのだから全部覆うのは30日，1ヵ月掛かるだろうと考えがちだが，正解は16日，半分覆った日の翌日である．今日，大丈夫だから1日おいても大丈夫と考えるのは楽観的すぎる．

e. フットケアと足の外科

　フットケアは，糖尿病足の予防の重要性，治療の多面化，医者から看護師や患者本人への医療の普遍化の面で大きく貢献している．しかし，透析が糖尿病患者の生命予後を改善した反面，糖尿病足による切断を増やしている現状を考えると，今後も糖尿病患者の延命が血行障害による糖尿病足の切断を増やし続けることを覚悟しなければならない．ペニシリンが肺炎を，ステロイドがリウマチを解決できたかにみえたように，血行再建術が糖尿病足の切断をなくせると考えるならば，それは蜃気楼に過ぎない．一山越えれば，その向こうにまた山が見えるのが医学であり，iPS細胞の時代になっても変わらない．

　糖尿病足を糖尿病の部分症と捉えるならば，足の外科医はフットケアの一メンバーに過ぎないが，人間が人間であるが所以の2足歩行をつかさどる足の疾患と捉えるならば，生きるというなかで動くことの重要性を最も理解する足の外科医としてリーダーシップを取っていかねばならない．

　ICUで最先端の濃厚医療を受けながら，重要臓器を守るために自らの四肢の血行を止め，自己切断してしまう意識のない患者を治療した経験から，どんなに医学が進歩しても切断術がなくなることはないと著者は確信している．

> **コラム** 水道水を使用する不安，消毒薬を使わない不安，再生ガーゼや包帯を使う不安，汚い物，細菌の付いていた物を家庭の洗濯機で洗う不安

　殺菌グッズがこれだけ売れる清潔好きの国民だから無理もないとは思うが，薄めて保存した消毒薬や，開封して日にちの経った使いかけの滅菌水より，よほど水道水のほうが良いことを理解させるのは難しい．水道水の基準では，細菌数は 100 個/mL 以下で通常は検出されず，汚染の指標となる大腸菌数はゼロである．

　感染した組織には約 10 万個/g の細菌がいると言われるが，水道水はその 0.1％以下である．しかし，壊死組織などの異物があると 200 個/g 程度でも感染が成立する恐れがある．潰瘍には壊死組織があるから，グラム当たり 2 mL の水道水を使えば感染するかと言えば，とんでもない誤りである．仮に，感染組織 1 g と水道水 10 g を混ぜれば 1 万個/mL と 1/10 となり，掛けた水道水は下水に流れるのだから，1 g の感染組織に 1 L の水道水を掛ければ，これを 100 回繰り返したことになり，10 万×1/(10 の 100 乗)＝1/(10 の 95 乗)となる．もちろん，こんなに巧くいくわけはないが，石けんだらけのタオルを数回すすいだだけでお湯が濁らなくなることを考えれば十分すぎる．壊死組織など異物の存在が感染に大きく関与していることから，水道水の中の細菌を心配するよりは，洗浄による異物除去による感染防止，抑制効果がずっと大きいことを説明する．

　消毒薬は細菌とヒトの細胞を区別しないので，10 万個の細菌を殺す消毒薬は 10 万個の細胞を殺す．10 万個の細菌を殺すことが 100 万個の細胞を助けるなら消毒薬にも意味があるが，そんなことはない．消毒薬という言葉に騙されて，毒を消さずにヒトの細胞を消したのでは何にもならない．

　衛生材料を家庭で再使用することに抵抗を憶える患者は多い．嫌なら新品を買えばよいだけのことであるが，患者も家族も自分たちでやれるという実感を得るためには良いことである．経済的負担も減るし，実際に支障のないことを実感させ，科学的に合理的な考え方を訓練する良い方法である．

コラム 『糖尿病足ケア』（米国整形外科足の外科学会）

　糖尿病足の先進国とも言える米国の整形外科足の外科学会（American Orthopaedic Foot and Ankle Society：AOFAS）が発行する患者向けのパンフレットを翻訳する機会を得たので，その内容を抜粋し紹介する．

『糖尿病足ケア（Diabetic Foot Care）』

■なぜケアが必要か
　潰瘍，感染，壊疽は，糖尿病患者が直面するごく普通の足の障害です．そのため毎年，数千人もの糖尿病患者が足の切断を余儀なくされています．
　糖尿病における足の問題には大きな2つの原因があります．
①神経障害：ケガをしないように足をいつも守っている知覚がなくなります．そのうえ，神経が傷つくと，趾が変形したり，土踏まずがなくなったり，皮膚が乾燥したりします．これらの障害は足に潰瘍や感染を起こします．そうなれば急速に進行して壊疽（組織の壊死）や切断になります．でも足をよく手入れ（ケア）すれば，潰瘍や感染を防止できます．
②血行不全(阻血)：これは治療がより困難です．血のめぐりが悪ければ，壊疽や切断を免れません．でも，足をよく手入れすれば，切断時期を遅らせることができます．

■足を守るために，次のことを実行しよう
①毎日，足を観察する
　・目と手を使い，家族にも助けてもらう．
　・趾の間もチェックする．
　・鏡を使って，足の裏も見る．
　・以下のような危険な症状を探す：
　　腫れ（特に，新たな腫れ，次第に大きくなる腫れ，足全体に及ぶ腫れ）
　　皮膚が赤い（発赤；圧迫によるただれや感染の症状）
　　水ぶくれ（水疱；擦過や圧迫によるただれの症状）
　　切り傷，擦り傷，出血（感染の可能性がある）

爪の障害（皮膚に当たり，潰瘍をつくり，感染を起こす）
じくじく湿って浸出液がしみ出る（趾の間）
- このような危険な症状を見つけたら，すぐにかかりつけの医師を受診して下さい．

②毎日，靴を確かめる
- 手を使って，靴の中に凸凹（ざらざらの面や縫い目）や異物（石や鋲）がないか確認する．

③毎日，足を洗い，足の手入れをする
- 毎日，足を洗う．
- 熱すぎ，冷たすぎの水でなく，ぬるま湯を使う．
- 足を洗った後，（特に趾間まで）よく乾かす．
- 皮膚が乾燥したら，少量のクリームを塗る．
- 子羊の羊毛（著者注：脱脂綿で代用可）を挟んで，趾の間を乾燥させる．

④足に靴と靴下を合わせる
- 靴と靴下がきつすぎない．
- 靴先は，通気性の良い柔らかな革で作られ，余裕がある．
- 新しい靴を履くときは，5分から10分したら靴を脱いで皮膚が圧迫されて赤くなっていないかをチェックする．もし皮膚が赤くなっていれば，その靴を履いてはいけない．赤くなっていなくても，初めての靴を履いた日は30分毎にチェックする．
- 何足かの靴を順繰りに履く．
- 保険給付の対象になる糖尿病用の治療靴について，医師に尋ねる．
- 義肢装具士には，（医師の指導の下に）糖尿病に適切な履物を作ったり，足に合わせたりする資格がある．
- 靴屋の店員に，糖尿病であると告げる．

⑤医療の場では以下のことに留意する
- 受診するたびに，足と靴を診てくれるように頼む．
- 前述したような危ない徴候があれば，医師を受診する．

■こんな危ないことをしてはいけない
①裸足で歩いてはいけない（著者注：日本では屋外を）
- 尖った物やごつごつした地面は，切り傷，擦り傷などケガの元にな

る.
② 足に熱をかけてはいけない
- 特に知覚がにぶいと，熱はひどい熱傷の原因になる.
- 熱いお湯で足を洗ってはいけない.
- 足温器を使ってはいけない.
③ 胼胝（タコ）を削るのに薬品や鋭利な刃物を使ってはいけない
- 切り傷，擦り傷をつくり，感染を起こす原因になる.
④ 爪の角を切ってはいけない
- 爪は真っ直ぐに切る.
⑤ タバコを吸ってはいけない
- 喫煙は足が酸素を取り入れるのを妨げる.

序章

意外と少ない足の専門家

　日頃，足関節脱臼骨折の手術を難なくこなしても，外傷以外の足の疾患となると，苦手とする整形外科医が多い．特に，足底板などの装具療法は義肢装具士に任せきりで，靴の指導と言われても自分の靴選びにも迷う整形外科医が大半である．足が痛くてハイヒールが履けないお嬢さん，ボールを蹴ると足が痛いけどサッカーはやめたくない少年，健康のためにジョギングはやめられないお腹の出た中年男性，足が痛くて社交ダンスが踊れないおばあちゃん，こんな患者に戸惑ったり，かんしゃくを起こしたりしている医者が少なくない．日頃，診る機会の多い足の痛みや変形だが，いざ診断し治療する段になると意外と知らないことが多い．しかし，足に特有な疾患は，それを知っていさえすれば，診断は必ずしも難しいものではない．それどころか，見易く触り易い足は，ちょっとしたコツさえ知ればCTやMRIを持ち出さなくても，クリニックで診断がつけ易い部位である．手術する以外には，湿布か塗り薬，弾性包帯かサポーターくらいしか思いつかなかった治療法も，病気の原因，メカニズムが理解できれば，靴や足底板など，多くの選択枝が生まれる．足にも病気があることを知れば，多くの足のトラブルを救える．

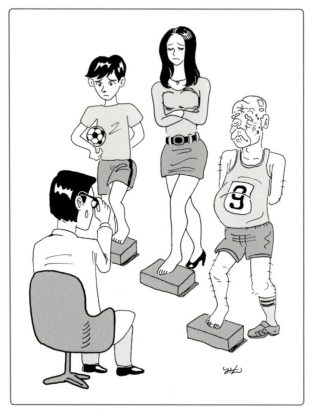

図1 意外と多い足の疾患

❷ 足は万病のもと

　最近，足に痛みや変形などのトラブルを抱えている患者が多くなった．確かに，足が痛くて歩き方がおかしくなると，膝や股関節，腰まで痛くなる．一時期，「扁平足の子供は頭が悪くなる」という噂が流れ，お母さんたちがパニックになったことがあった．足の変形で頭が悪くなることはないにして

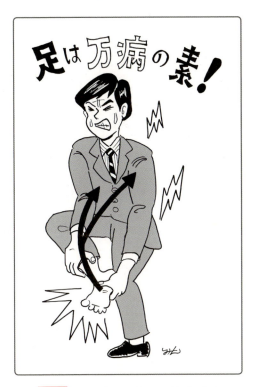

図2 足が痛いと他にも障害が…

も，足の痛みがとれたら，肩凝りや頭痛が治ったという患者がいることも事実である．そんなわけで，「足の痛みは万病のもと」とか，「足の裏には体中のツボがあってあらゆる病気の原因になる」「足の裏のツボをマッサージすれば，すべての病気に効果がある」などと，巷で囁かれることになる．

こんな話を信じる医者はいないだろう．外反母趾や扁平足が，直接，膝や腰の病気の原因にはならないのも当然である．しかし，靴に小石が入っただけで，ちょっと歩くのも辛くなる．足に痛みを抱えたまま，毎日，変な姿勢で何時間も立っていたり，足を引きずりながら何千歩も歩いたりすれば，体のあちこちに支障が出ても不思議はない．足が痛ければ，運動どころか外出

さえ億劫になり，脂肪とイライラが溜まり，心と体の健康を損なう．足に痛みがなく立って歩けることは，健康な生活の要とも言える．足が万病のもとというのもあながち嘘とばかりは言えない．

③ 2足歩行が足痛の原因

では，なぜ足が痛むのだろうか．人間の定義には色々あるが，「人間とは常時直立2足歩行を行う動物である」と言えるほど，2足歩行は人間に特有である．しかし，人間が2足歩行を開始したのはたかだか600万年前のことであり，人類の進化の歴史からすればつい最近のことである．そのため，人間の体は2足歩行に適応する進化の途上にあり，完成形にはほど遠い．確かに，人間の踵骨結節は2足歩行に適応すべく後方に伸びて，類人猿に比べて長く強固となり，アキレス腱の力を有効に働かせている．足のアーチがあるのも人類だけで，これがなければつま先で体重を支えるのは難しい．しかし，つ

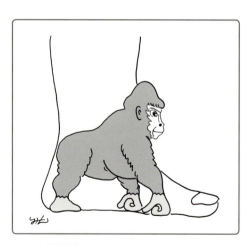

図3 つま先は前足の代わり

い数百万年前まで4本足で歩いていたのに，急に半分の2本足で歩き始めたのだから大変である．単純に考えても，倍の体重を支えなければならない．体が前に倒れようとするのを前足で支える変わりに，1/10の長さもないつま先で踏み止まらなければならない．そのうえ，2本足では，放っておけば転んでしまうので，いつもバランスをとるために緊張していなければならない．「地に足を着けて」と言うが，外界といつも接しているためにストレスを受け続けているわけである．痛みや変形を起こし易いのも無理はない．

❹ 直立歩行が諸悪の根元

　2足歩行に適応し進化しきっていないのは，足だけではない．4足動物の頭と脊椎，骨盤は一直線で水平であり，脚は体幹に垂直に付いて体重を支えている．これが，ある日，どっこらしょと立ち上がった．直立するなら，足から頭まで一直線になれば立つのに力がいらない．しかし，いまだに股関節は伸びきらず，骨盤は前に倒れ，背骨は前後に「S」字状に曲がったままである．斜めのままの骨盤は産道を曲げ，難産の原因になり，戌の日に腹帯を巻いて，安産だった4足動物の時代を懐かしんでいる．腰椎の前弯は椎間板ヘルニアと骨粗鬆症による胸腰椎移行部圧迫骨折の原因となり，頚椎の前弯も椎間板ヘルニアや変形性頚椎症を起こす原因となっている．大後頭孔が頭蓋の真下に来れば，居眠りをしてもコックリと頭を垂れることはないが，それまで進化は完了しない．

　水平の体幹に垂直に付いて体重を支えていた前足は，直立すると体幹からぶら下がることになり，肩は圧力から張力というまったく反対の力に対抗することになった（四十肩，五十肩）．直立によって解放された前足は手となり，物を握るときに手関節を背屈位で固定する必要が生じた（テニス肘）．股関節が伸展したので腸腰筋は閉鎖孔を通り引き延ばされた（四十股，五十股）．そして，足底の趾屈筋群は趾を曲げる仕事は放り出し，もっぱら前に倒れないように踏ん張る仕事に専念することになった（踵骨棘，足底腱膜付着

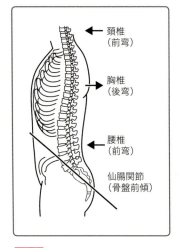

図4 立ってはみたものの…
傾く骨盤，曲がった背骨．

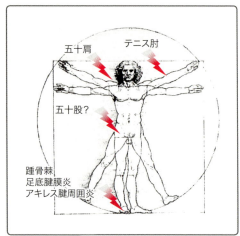

図5 少なくない直立2足歩行の代償

部炎).「直立」という慣れない仕事で早く老化し，他の器官より神様の保証期間が早く切れるため，40歳にして直立2足歩行による四十肩，テニス肘，四十股，そして踵骨棘と足底腱膜付着部炎という一連の疾患が新たに生じるようになった．

　直立したために足がこうむったもう一つの障害は血流に対するものである．心臓と足の上下関係は倍近く悪くなった．行きはよいよい帰りは怖いで，心臓から送り出された血液は放っておいても足に届くが，帰りは1m近くの高さを重力に逆らって戻らねばならない．「第2の心臓」といって，筋肉が静脈を繰り返し圧迫すると，静脈内にある一方通行弁のお陰で，重力に逆らって血液が心臓に還流する仕組みがある．しかし，1日立っていると靴1サイズ分も足はむくみ，下腿はパンパンに腫れ上がる．こんなことを何十年も繰り返していると，静脈の弁が疲れ果て，深部の静脈が詰まって静脈瘤になる．

⑤ 靴も足をいじめる

　数千年前にアルプスの氷河を歩いていてクレバスに落ちた旅人（アイスマン）が履いていたモカシン型の靴が，現存する最古の靴であろう．アンデスの山頂に生け贄として埋められた少女も靴を履いていた．このように靴は本来，凸凹の地面を歩くときに足を保護したり，暑さ寒さから足を護ったりするものであった．しかし，靴も服と同様に実用性よりファッション性が求められるようになり，かえって足を痛めつける靴が多くなっている．「足に良い

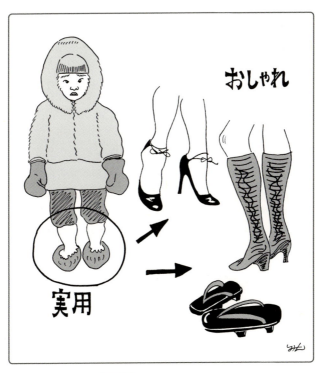

図6　靴の役割の変化

と思われる靴を一生懸命作っても，買っていただけないのでは商売になりません」とは，婦人靴メーカーの言い分である．1日中，靴を履いている欧米のご婦人方ほどではないにしろ，家に帰る頃にはハイヒールを手に持って裸足で歩きたくなるという話はよく聞く．失神するほどウエストを締め上げ，ひげ鯨を絶滅の寸前まで追いやったコルセットや，清王朝の纏足（てんそく）を引き合いに出すまでもなく，おしゃれの対象になった靴は現在，女性の足の痛みや変形の大きな原因となっている．

❻ スポーツは足に悪い？

　スポーツを楽しむ人口は増加し，リトルリーグや少年サッカーなど，より小さいときからスポーツに励むようになっている．足は大地との接点であるうえに，跳んだり走ったり，ボールを蹴ったりする原動力だから，スポーツには欠かせない．そのため，骨折や捻挫などのスポーツによる外傷が多いばかりでなく，過重な運動により，成長や機能の障害を生じたり，痛みや炎症を起こしたりする足の疾患には事欠かない．プロ野球の選手を目指す多くの子供たちが，リトルリーグで野球肘のためにつぶれていったように，少年サッカーのシュート練習で，サッカー膝や足関節の骨軟骨障害が起きないことを願っている．本来，健康を増進するためのスポーツが，足の痛みや変形を起こすことも少なくない．「手術でも何でもして，早くスポーツの世界に戻りたい」と言う患者に，振り回される毎日である．

❼ 足は健康の源

　このように，多くの障害を起こす足だが，最近までは医学の場で注目されることはなかった．内科本道，外科外道，整形外科はまたその外と言われるが，特に命にも関係なく，とるに足らない末梢として，足は無視されてきた

とも言える．医学生に足の解剖を質問しても，「解剖実習で見ませんでした」と返事が返ってくることも珍しくない．「足の病気を，知っているだけ沢山あげて下さい」と若い先生に訊いても，数えるのに指の数が余ってしまう．ベテランの先生でも，実際に患者の足に触って診察し，足の裏まで見ることは滅多にない．しかし，足は「人間が人間である所以である常時直立2足歩行」を支える重要な器官であり，「動く」という動物としての根幹に関わる機能を支えている．「足が弱る」とは「体力がなくなる」「健康ではなくなる」と同義語で，足の健康を維持することは体全体の健康の源となる．

❽ 足は体の鏡

　足は脳や心臓から一番遠くにある．神経は，運動や感覚の源である大脳から，視床と脊髄前角・後角で2回ニューロンを乗り換える長い道のりを経て足に達する．血管は，心臓から大動脈分岐を乗り越えて，大腿・下腿動脈を経て足に行き着く．足が日頃顧みられないのは，中枢から離れた辺境の地にあるからだが，反対に長い補給路，情報路で養われているので，体のさまざまな部分での影響も受ける．したがって，神経，血管がどこか遠い部位で障害されても足に症状が出るだけでなく，糖尿病性神経症や動脈硬化など全身の障害の影響も，長い経路であるが故に早期に鋭敏に現れる．足が健康で，元気に歩き回れるうちは体の健康も大過なしと言え，足は体の健康状態を映す鏡とも言える．

第 I 章

診療のコツ

1 踵に生えた棘

　踵骨棘は40〜50歳代に多い踵の痛む疾患である．ある朝，ベッドから降りると踵が痛いのに気づくが，歯を磨いているうちに治まってしまう．しかし，毎朝痛むし段々強くなるので，不安になって整形外科の門を叩くことになる．踵の内側の一点を押されると「ぎゃっ」と言うほど痛い．この場所を一発で押せるようになれば，足の外科医も一人前である．患者が何も言わないうちに「痛いのはここですね」と言って当てれば，患者の信頼も勝ち取れる．もっとも，当たらなくても近くを押し直して，「ではここですね」と押せばよい．2, 3回で当たるものだが，それ以上繰り返すと，かえって信頼を失うので止めておく．「黙って座ればぴたっと当たる」で，高名な占い師並みに感服してもらい，おもむろにX線写真を撮りに行ってもらう．できあがった足の側面像を指しながら，「ほら，ここに骨が棘のよう飛び出ているでしょ」と，あることが前から分かっていたような顔をして説明する．踵の痛い人で40歳以上であれば，どうにか棘と言えるような骨棘が8割近い確率である．「こんな棘を踏みつけているのですから痛いのは当然ですよ」と説明し，「踵骨棘という病気です」ととどめを刺せば，大半の患者は名医に対する畏敬の眼差しで答えてくれる．こうなれば，湿布，塗り薬，痛み止めから鰯の頭や何とかテープまで，何でも効き目を現す．「骨の病気だからちょっと長いですよ」「でも，ちゃんと治療すれば早ければ3ヵ月，遅くとも3年以内には必ず治ります」と言ってお帰り願うわけである．「棘が原因なら，どうして歩き始めだけ痛いの

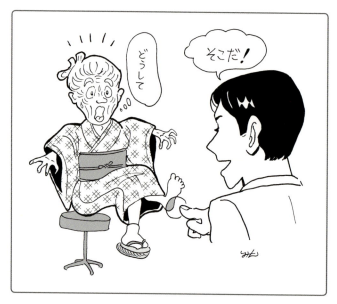

図1 診療のコツ
黙って座らせ，ぴたっと当てる．

ですか？」など意地の悪い的を射た質問は滅多にこないから，心配はいらない．

実は骨棘は結果であって，原因ではないと考えられている（詳細は「コラム：踵骨棘の本当の原因」240ページ参照）．まあ，患者にも医者にも都合のよい，こんな罪のないウソくらいは許されるだろう．

❷ 名医と藪の差

病気を治すと言っても，患者自身が治っていくので，医者が関与できる部分は極めて少ない．しかし，同じ痛みでも理由が分かり，いつ起こるか，どんなときに起こるか予想ができて，将来どうなるかが分かれば，ずっと軽くなる．だから，それまでの経過や症状から将来を見通すことが，治療の大き

な部分を占める．藪医者の語源が「藪は見通しが悪い」にある所以である．信じてもらうために，情報から一つの疾患を想定し，そうであればこうあるはずだという事実を，患者が告げる前に，言い当てることも重要な治療技術である．そのためには，診察の技術と疾患の知識を身につけ，的確な推論をする訓練が必要である．くれぐれも見通しがまったく立たない「土手医者」と呼ばれてはならない．

> **コラム　足には関係ないけれど…**
>
> 　もう一つ，手の話である．忘年会シーズンとなると，高位橈骨神経麻痺の患者が増える．土曜日の朝，起きてみると右手に力が入らない．痛みはさほどないので我慢していたが，月曜日の朝になっても治らないので，不安になって診療所の門を叩く．「手に力が入らないのです」という訴えを聞き，手首の背屈が弱いことを確認する．「忘年会で飲んで酔っぱらったでしょ」「でも，電車で帰ったのですよね」「運よく座れましたよね……ドアのすぐ横に」「降りるとき定期がポケットから出しにくかったでしょ」と訊くと，「ええ」「ええ」「ええ」と答えが返り，不思議そうな顔になる．「実は，見ていたんですよ」と，ここまで言う必要はないが，気味悪がることは必定である．
>
> 　不全麻痺であるから原因は圧迫で，普通であれば痛くてよけるのだが，酔っぱらっているときに起こすことが多い．現在は改善されたが，電車のドアの隣の席の横棒がちょうど上腕骨の外側で橈骨神経が回り込む高さにあった時代がある．軽度の橈骨神経麻痺は気づかれにくいが，手首が固定できずポケットに手が突っ込みにくい．軽度のアルコール性肝障害は，神経の易損性の原因になる．これらのことを知っていれば，話を作り上げることは簡単である．
>
> 　後でタネを明かせば，「なーんだ」と言うことになるが，患者の信頼はいやが上にも高まる．そうすれば，さして治療法のない橈骨神経不全麻痺でも，「早ければ3週間，遅くとも3ヵ月程度で大分よくなりますよ」という頼りない説明でも安心してもらえる．ついでに言うと，「ハネムーン麻痺」という粋な別名もある．
>
> 　前足根管症候群は深腓骨神経の圧迫麻痺で同じ病態だが，これほど面白くは説明できない．

第 II 章

足の診かた（1）

1 足病変の分け方

　疾患の分類には多くの方法があるが，まず，痛みや変形など主訴のある部位で分けてみる．ほとんどの患者は「ここが痛い」「あそこが変形している」と訴えて来院するので，診断の入口として役立つ．
　次に，足（下腿を含む）に直接の病因があるかないかで分けてみる．足に原因のない疾患は，足に疾患を起こすメカニズムから，大きく「神経系」「循環器系」「その他」に分けられる．足に原因のある疾患は，関節リウマチや痛風など全身疾患の部分症と，足だけに原因のある疾患に分かれる．

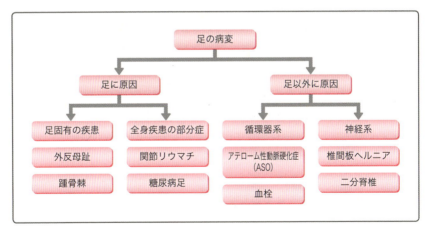

図1　足病変の分け方

「足が痛い」と言われると，足だけに目を奪われがちだが，原因が足以外にもあることも少なくない．また，他の多くの疾患で，足の障害が見過ごされていることも事実である．最終的には原因が器質的なものか機能的なものか，主にどの器官に原因があるのか，そして何が起こっているのかを診断することが，治療に結びついていくわけである．

② 診断への道

a.「どこが痛いのですか？」

足のクリニックでは，こんな質問で診察が始まる．診断のコツは，患者の「訴え」を訊いた段階ですぐに疾患を絞り込むことである．次に，その疾患を確かめるには何を訊いたらよいかを考える．これに対して，自分の考えた疾患であればどんな答えが返ってくるはずかを考え，実際の患者の答えと照らし合わす．予想通りの答えであれば，考えた疾患が正しかったと考え，診察を進める．予想に反した答えが返ってくれば，それまでの情報と新たな答えに矛盾しない新たな疾患を想定し直す．そして，これを素早く繰り返す．これを如何に能率良くこなし，素早く正しい診断に到達するかが，名医と藪の分かれ目である．問診が終わるまでに診断が頭に浮かばないようでは，まともな医者とは言えない．X線写真を撮ってから診断を考えるようでは，藪と言われても仕方がない．

b. 痛みは診断の入口

「どこが痛いのですか？」
いつもの調子で診察が始まる．
「足の親趾が痛いのです」
若い女性が丸椅子に座りながら答える．
「親趾のどこですか？」
「付け根の内側です．親趾が曲がっていて靴を履くと当たるんです」

「いつ頃からですか？」

「靴を履くと痛いのはもう何年も前からです．でも，最近は痛くて普通の靴が履けないんです．親趾も曲がってきたし…」

「じゃあ，拝見しましょうか」

これが外反母趾の初診患者とのごく普通のやりとりである．

足の診断の入口は痛みである．どこが痛いかを訊いてとにかく何か疾患を思い浮かべなくてはならない．「どこが痛いのですか？」と訊いたときに「ここもあそこも痛い」と言われると，診断が絞れず困ってしまう．「どこが一番痛いですか？」と訊いて，とりあえずそこを中心に考える．「足全体が痛い」とか「趾先全部が痛い」と患者が言う場合には，離れ離れでなければそれも一つの部位と考える．複数の訴え，症状がある場合，まず一つの疾患で起こっていると仮定し，それが否定されない限り複数の疾患を考えないというウィルヒョウ（Rudolf Virchow；1821～1902年）以来の西洋医学の原則は，足でも有効である．

c. 患者に話しかける前に

主訴を訊くことが診察の始まりと言ったが，実は診察は患者に会う前から始まっている．まずはカルテを見て，「〇〇さん，診察室にお入り下さい」と呼びかけながら，名前に年齢，性別，職業，勤め先，保険の種類，住所，電話番号等々ざっと目を通し，患者のバックグラウンドを頭に入れる．足のクリニックでは患者が入ってくる瞬間が大切で，声を掛ける前に姿勢や歩き方を観察する．患者が医者を意識する前が大切で，自然な歩き方を見る最後の機会である．もちろん，普通に歩いてくるか，足を引きずっているか，杖をついているか，肩に担がれて来るか，車椅子か，などは重要な事項である．患者は悪意がなくても症状をオーバーに言う傾向がある．医者を意識した瞬間に歩き方まで変わることが少なくない．「痛くて歩けないのです」と入ってくる患者が皆，車椅子で来るわけではない．患者にとっては，「歩けないくらい痛い」のと「痛くて歩けない」のは同義語である．さすがに味をみることはないが，五感すべてを動員して情報を収集する真剣勝負のときである．

3 年齢と足部疾患

　年齢によって多い疾患，少ない疾患があるから，とりあえず疾患を頭に浮かべるには，年齢は重要なポイントである．初めて受診する年齢で外傷以外の特徴的な疾患を表1に示す．

表1　初診時の年齢と足の疾患

乳児
- 先天性疾患（内反足，内転足，垂直距骨）
- 奇形（多趾症，合趾症，乏趾症，裂足，巨趾症，矮足，先天性絞扼輪）

幼児
- 処女歩行の遅延（脳性麻痺，二分脊椎）

幼児
- 歩行障害（脳性麻痺，二分脊椎，尖足，脚長差）
- 軽度のオーバーユース（成長痛，心因性，遊び，スポーツ）
- 軽度の奇形（先天性中足骨短縮症）
- 変形（扁平足，カーリー変形，趾節骨癒合症，浮き趾？，X脚，O脚）

小学生
- 骨端症〔シェーバー（Sever）病，ケーラー（Köhler）病〕
- 若年性外反母趾
- 中等度のオーバーユース＋軽度の歩行障害

中学生
- 有痛性外脛骨
- 若年性外反母趾
- 先天性足根骨癒合症
- オーバーユース（サッカー，野球）（軽度の障害が学校の体育の授業で生じることも多い）

高校生
- 陥入爪
- フライバーグ（Freiberg）病
- 有痛性外脛骨
- 若年性外反母趾
- オーバーユース（各種スポーツ）（疲労骨折）

大学生
- 外反母趾
- オーバーユース（各種スポーツ）（疲労骨折）

20〜30歳代
- 外反母趾，内反小趾，槌趾

40〜50歳代
- 外反母趾，内反小趾，槌趾
- 踵骨棘，足底腱膜炎
- 開張足，中足骨骨頭部痛，モートン（Morton）神経腫
- アキレス腱周囲炎
- PTTD（後脛骨筋腱機能不全症）
- 強剛母趾
- 変形性リスフラン（Lisfranc）関節症，変形性足関節症
- 痛風
- 関節リウマチ

60歳代以降
- 外反母趾，内反小趾，槌趾
- 開張足，中足骨骨頭部痛，モートン神経腫
- PTTD
- 変形性リスフラン関節症，変形性足関節症
- 外反扁平足
- 巻き爪，末梢循環障害，末梢神経炎，糖尿病足

表2 性別と足の疾患

女性に多い疾患
- 外反母趾
- 内反小趾
- 槌趾
- 開張足
- 中足骨骨頭部痛
- 有痛性足底胼胝
- フライバーグ（Freiberg）病
- 外反扁平足
- PTTD（後脛骨筋腱機能不全症）
- 関節リウマチ

男性に多い疾患
- 踵骨棘
- 足底腱膜炎
- アキレス腱周囲炎
- 痛風

4 性別と足部疾患

　足部疾患は圧倒的に女性に多い（表2）．若い女性にはハイヒールなどの靴の障害，中高年の女性にはアーチの低下を伴う変形がある．女性は筋力が弱い，関節が柔軟，ホルモンの影響など，原因は色々言われるが，2足歩行への適応性が男性より劣るとは考えられない．

5 職業と足部疾患

　職歴で注意するのは靴との関係である．ハイヒール，長時間起立歩行を強いられるデパートの店員，キャビンアテンダント（CA）などの職業では，靴による障害，外反母趾や内反小趾，槌趾，パンプバンプ，アキレス腱周囲炎などが多くみられる．

6 問診の仕方

　主訴だけでなく，年齢，性別，学生や主婦も含め職業などの患者の属性は，最初に頭に浮かべる疾患を決めるのに重要である．主訴は，患者が困っている最も大きな問題を指すが，実際に訊く場合はそれに付随して，痛みや変形，発症時の状況，原因や誘因と思われる事項など，多くの情報が得られる．したがって，痛みの部位，外傷の有無，急性か慢性か，原因・誘因，付随する変形などの症状に，年齢，性別，職業による発生頻度を考えて疾患を想定する．たとえば，「母趾付け根の関節の内側の痛み，曲がり」「靴に当たって痛い」「若い女性」「OL」などのキーワードから，外反母趾を想定する．そして，ハイヒールをよく履くか，ハイヒールを履く以前，10歳代の頃は症状がなかったか，母親や祖母に外反母趾がないかなど，それ以降の問診を絞っていく．

a. とにかく疾患を頭に浮かべて

　「年齢」→「性別」→「職業」→「主訴」→「現病歴」→「既往歴」→「家族歴」というのは，医師なら必ず習った問診の手順である．実際に所見をとる前に，仮説（考えられる疾患）を一つに絞り込んでおかねばならない．障害の内容（痛み，変形，運動障害など）を知り，怪我などの原因・誘因を訊き，年齢と性別，職業を頭に置いて，疾患の頻度からまず一つの疾患を頭に描くことが肝心である．それ以降は，その疾患の診断に必要で有用な情報に絞って問診し，所見をとっていく．

b. 診断は実験と同じ

　診断は実験を行い，科学論文を書くのと同じである．仮説を立てて，観察の結果から仮説を裏付け採用するか，棄却する．短時間で費用をかけずに正しい結論にたどり着くには，仮説を立て証明する過程の繰り返しをなるべく少なくしなければならない．その過程に必要な人，時間，費用などの資源も

なるべく少ないほうがよい．スマートな仮説とシンプルな証明，これが診断の極意である．マニュアル通りに機械的に可能性をしらみつぶしにしていったのでは，時間がいくらあっても足りない．

c．まず，必要なことから

医学生は必ずすべて，正確に既往歴，家族歴などをとるように教えられている．しかし，実際の診療では，不必要な情報は不用などころか注意をそらし，有害とさえ言える．薬のアレルギーの既往歴さえ，足のクリニックではいざ投薬や注射をする段になってから具体的に訊いたほうがよい．階段から落ちて捻挫した患者に，手術を受けたことがあるか，癌で死んだ患者が家族にいるかなどと訊いても仕方がない．しかし，歩くと足先が痺れて痛みを訴える老年の男性患者には，高脂血症の治療歴や喫煙歴は重要である．情報は広く得ようとすると薄くなるので，簡単に分かる，そのとき必要な情報に的を絞って訊くことがポイントである．

足の疾患は，痛みや変形，障害の部位や性状で容易に診断ができるので，始めから的を絞るほうがよい．確かに，見落としを防ぐためには多くの情報を得たほうがよいが，時間的効率を考えると，一定時間に多くの患者を診るには，頻度が高く，それらしい疾患に的を絞って診察し，節約した時間で余裕を持ってほかの患者に対処したほうが誤診が少ない．

d．忘れてはならない疾患も

しかし，まれな疾患であっても，念頭に浮べれば診断がつき，知らなければ診断がつかないような「よくみる」「知っておくべき」疾患もある（**表3，4**）．これらの疾患は，疑うべきキーワードを覚えておき，それによって思考経路をジャンプし，診断を早め，誤診を防ぐ．また，外傷や腫瘍，全身疾患の部分症などには，滅多にないが見落としてはならない疾患があり，頻度では計れない部分もある．いずれにしても，的を絞る経験と勘，掛かる時間や費用と診断の精度とのバランス感覚が，臨床家にとって最も大切と言える．

表3 よくみる足の疾患

前足部
・母趾：外反母趾，種子骨障害，陥入爪 ・母趾以外：中足骨骨頭部痛，内反小趾，開張足，槌趾，先天性趾節骨癒合症，第5趾趾骨骨折
中足部
・有痛性外脛骨，足底腱膜炎，第5中足骨基部骨折（下駄骨折），二分靱帯損傷
後足部，足関節
・踵骨棘，アキレス腱周囲炎，足関節外側靱帯損傷，アキレス腱断裂，足関節脱臼骨折
下腿
・筋膜裂傷，静脈瘤
全体
・関節リウマチ，痛風，糖尿病足，アテローム性動脈閉塞

表4 知っておくべき足の疾患

前足部
・強剛母趾，フライバーグ（Freiberg）病，モートン（Morton）神経腫，カーリー変形
中足部
・中足骨疲労骨折，ジョーンズ（Jones）骨折，変形性足関節症，前足根管症候群，リスフラン（Lisfranc）靱帯損傷
後足部，足関節
・足根管症候群，PTTD（後脛骨筋腱機能不全症），先天性足根骨癒合症，踵脂肪体萎縮，距骨滑車骨軟骨障害，変形性足関節症，三角骨症候群，腓骨筋腱脱臼
下腿
・前脛骨筋症候群，コンパートメント症候群
全体
・骨髄炎，RSD（反射性交感神経性異栄養症），ズデック（Sudeck）骨萎縮

e. 頭に浮かべる疾患—たとえば母趾の痛む場合—

　母趾の痛む疾患には，「外反母趾」のほかに「強剛母趾」「母趾種子骨障害」がある．母趾中足趾節（MTP）関節の痛む疾患としては「痛風」を忘れてはならないし，「関節リウマチ」もある．「糖尿病足」や「アテローム性動脈閉塞」は母趾の潰瘍や壊死になる前に，疼痛，違和感，冷感に加えて，腫脹に

萎縮と多くの症状を示す．「外反母趾」による趾神経のエントラップメント・ニューロパシーでは母趾内側に，深腓骨神経のエントラップメント・ニューロパシーである「前足根管症候群」では母趾外側の第1水掻き部に疼痛や痺れがある．「陥入爪」や「巻き爪」は，見れば分かるよくみられる疾患である．爪の水虫の「爪白癬」は痒くも痛くもないが，爪が厚く重層化し変形する．「爪下外骨腫」は，爪の変形と疼痛の原因になる．麻痺や痙縮による趾節間（IP）関節の屈曲拘縮があると，母趾の先に有痛性の「胼胝」や「鶏眼」を生じる．血管腫である「グロムス（glomus）腫瘍」は特有な痛みを伴う．母趾IP関節周囲の「粘液嚢胞腫」や「ガングリオン」は摘出しても再発し易い．アメリカンフットボールに多い「ターフ・トー（turf toe）」は母趾MTP関節の過伸展損傷の俗称だが，スポーツ選手の外傷では忘れてはならない．ランナーには，まれに基節骨基部の「疲労骨折」もある．母趾は小趾に次いで怪我が多い．「打撲」や「捻挫」に加えて，「爪の剥離」や「爪下血腫」などの爪のトラブルが多い．骨折は多いが，医者に来るまではずれている「脱臼」は意外とまれで，種子骨や腱が嵌入していることが多い．

　母趾だけでもこんなに多くの疾患や外傷があるが，あることさえ知っていれば，聞いて，見て，触って，動かせば，ほとんど診断がついてしまう．せいぜいX線写真があれば済んでしまうのが，足のクリニックの面白さとも言える．

f. 黙って座ればぴたっと当たる

　足に限らず，診察は患者が部屋に入ってくるところから始まる．とりあえず歩いて入ってくれば一安心で，歩行不能ではない．パーキンソン病か片麻痺か，脳性麻痺か二分脊椎か，大筋が分かる．一本杖，松葉杖，車椅子，これが自分の物か借り物か，古いか新しいかで，急性か慢性かも区別が付く．ついでに足元を見れば，履物で患者の足に対する関心度から考え方まで想像できる．患者に足元を見られないように，よく観察することである．

g. 痛い場所

　痛い場所を訊くことは意外と難しい．患者が子供でなくても，「"あし"が痛いんです」と言われ「では，靴と靴下を脱いで下さい」と言ったら，「いや，痛いのはここです」と膝を指されることは少なくない．「足のどこが痛いのですか」と尋ねると，「足先」「踵」「足の裏」と色々な返事が返ってくる．足の疾患の特徴は，痛い場所で疾患が診断できるほど痛みと強く関連していることである．しかし，それだけに痛みの場所，程度，性質，誘因など詳しく質問しなければならない．足が痛いというのに足のどこが痛いかをはっきり言えないのも所見の一つである．

h. はっきりしない痛み

　「踵の内側の前寄りが痛い」などと，はっきりした答えが得られないこともある．「指してみて下さい」と言って，人差し指で一点を指して動かさないようなら，場所の名前を知らないだけである．指先をぐるぐる回したり，手全体で指したりする場合には，大した痛みではないか，現在は痛みが消えてしまっているか，場所を特定できない性質の痛みである．はっきり痛みがあるのに「1本指で指して下さい」と言って指せない痛みは，それ自体が診断の鍵になる．

i.「いつから痛い？」

　怪我だとはっきりした返事が返ってくるが，病気の場合には「前から」という返事が多い．いつから痛いかは，疾患が急性なのか慢性なのかと同時に，疾患のどの段階を診ているのかを知るのに大切である．同じ疾患でも時期によって症状はさまざまで，「時間は最良の名医」と言われるように，遅く診れば診るほど症状も出尽くしてはっきりするので，診断は容易になる．どのような疾患をどの時期に診ているのかを知るのは大切である．

j. 痛みの訊き方

「いつから痛いのですか？」と訊くと，「ずっと前からです」とか「いつの間にか痛くなりました」という曖昧な返事が返ってきて困ることがある．「10年前からですか？」と極端な訊き方をすると，「そんな前ではありません．2, 3年前からです」と，具体的な返事が返ってくる．それでだめなら，「3日前？」「3週間前？」「3ヵ月前？」「3年前？」と返事があるまで問いただす．だいたい最後まで言う前に反応があるし，なければ覚えていないか，寛解と増悪を繰り返しているか，いずれにしても情報である．

痛み始めてから3日目ぐらいの早期に受診するのは，急性の疾患で痛みが強いか，急に痛くなった患者が多い．3週間目ぐらいでは，亜急性の疾患で痛みが止まらない患者か長引くので重い病気になったかと不安になった患者が多い．これくらいまでは外傷のための痛みが多く，それ以降は疾患が多く，3ヵ月では慢性疾患，3年では後遺症をまず考える．

k.「なぜ，今日来たの？」

「失礼な」と患者に怒られたこともあるが，前から痛かったのに，なぜ今日，受診したのかも大切である．「3年前から痛かったけれど，3日前から急に痛みが増した」とか，「一時期良かったのが急にぶり返した」と言うのなら，急性増悪である．特に痛みの状態に変化はないが，「時間ができたから」「暇になったから」「長く続くので不安になって」であれば，慢性期に違いない．いずれにしても，時間による経過と痛みの消長は，診断に大切な判断材料になる．医師を受診するまでの期間は発症時の症状の強さを示す．

l.「休んだことは？」

「同じ痛みで医者にかかったり，仕事を休んだりしたことがありますか？」と訊いておけば，治療歴や療養歴も分かる．同時に，会社や学校を休んだことがなく，医者にもかかったことがなければ，「痛くて歩けない」と言ってもその程度の痛みと判断できる．逆に前に座っている患者の状態からは考えら

れないほど異常に長期間休んでいれば，RSD（反射性交感神経性異栄養症）や心身症，心因性疾患から補償金欲しさの詐病まで，頭の隅っこに入れておかねばならない．

m. 前医の貴重な情報

　前医の診断や治療の情報は非常に重要である．前医のことをしつこく訊くと，「もう前の先生にはかからないからいいでしょう」と弁解されることがある．良く言えばセカンドオピニオン，悪く言えば前医と天秤に掛けていたなと分かる．別に操を立てて欲しいわけではなく，以前の症状，所見，X線写真を含む諸検査の情報は，いま診察や検査を繰り返しても得られないし，それが診断，治療に重要なのだと説明して納得してもらう．特に，手術をしたりギプスを巻いたりしたときには，できれば前医からの紹介状で直接の情報が欲しい．同様に，装具や靴で治療しているときには，無駄な治療を繰り返さないためにも重要である．

n.「思い当たることは？」

　「どうしたら痛くなりましたか？」「何かきっかけがありましたか？」と訊けば，疾患の原因を推定する材料が得られる．「転んで」「捻って」「ぶつけて」という返事があれば，まずは外傷を考える．外傷をきっかけに痛風の発作を起こすこともよくあるので騙されてはならないが，痛みを説明できる外傷があったかどうかは重要である．スポーツや旅行の後であれば「使いすぎ」，靴を変えてからであれば「靴の障害」と診断に役立つ．急に痛くなったか，徐々に痛くなったか，何かがあってすぐに痛くなったのか，しばらく経って痛くなったのかなども，原因と疾患の関連性の診断に役立つ．思い当たらないと言われたら，酔っ払っていたときでもなければ外傷ではない．

o.「どうすると痛い？」

　「どうすると痛いですか？」または「どういうときに痛いですか？」と訊く．自発痛，圧痛，運動痛の区別は重要である．荷重，歩行，スポーツ，素

足，靴を履いて，階段を下りるとき，朝ベッドから降りてすぐなど，色々な場合があるが，それぞれ診断の際の重要な根拠を提供する．もっと具体的に，「靴に親趾の付け根が当たると痛い」とか「歩いていて親趾の付け根が曲がると痛い」など，それだけで診断がつく返事が返ってくることもある．

p. 既往歴，スポーツ歴，職歴と家族歴

既往歴，スポーツ歴，職歴や家族歴を訊くときにも，問診で得た診断を常に頭に置いて，必要十分の情報を手早く得ることが肝要である．症状や診断と，既往歴に多い疾患，特に全身疾患（表5）とを結びつけ，的を絞って訊いていく．「何か病気をしたことがありますか？」など，漠然とした質問をするのは愚の骨頂である．オーバーユースを原因とする疾患では，スポーツ歴（表6）と職歴が重要で，この組み合わせを知っていれば診断は容易となる．

表5 足と全身疾患

足に関わる怪我や病気の既往歴は当然としても，訊くのを忘れてはならない全身疾患がある．これを足の症状と組み合わせて覚えておく

- 関節の腫れと痛み→関節リウマチ
- 母趾MTP関節の腫れと痛み→痛風，高尿酸血症
- 片側性の足の痺れ，片側性外反母趾→椎間板ヘルニア，腰椎すべり症，腓骨神経麻痺，帯状疱疹，片麻痺，中枢神経障害（脳梗塞，脳出血）
- 両側性の足の痺れ→脊柱管狭窄症，脊髄疾患，糖尿病，末梢神経炎，動脈硬化性閉塞（ASO）
- 足の潰瘍→糖尿病，ASO

表6 足とスポーツ

スポーツに関しては，過去および現在のスポーツ活動，期間，程度，プロかアマかなどを訊かねばならない．スポーツ万能ドクターといえども，現実にそのスポーツをやる医者にしか分からないことがあるので，難しい症例は相談する

- 三角骨症候群：バレエダンス，サッカー
- 種子骨障害：ランニング，マラソン，陸上競技，ハードル，ジャンプ，剣道
- 有痛性外脛骨：サッカー，ランニング
- 行軍骨折，ジョーンズ（Jones）骨折：ランニング，野球（練習）
- アキレス腱周囲炎：ランニング，ジャンプ，剣道
- 強剛母趾：剣道，タップダンス，フラメンコ，日本舞踊

家族歴が先天奇形や先天性疾患に重要なことは当然として，外反母趾や内反小趾など，一応，先天奇形とはされていない疾患でも遺伝傾向を認める疾患があるので，同様の障害が家族にあるか否かを問う必要がある．これには骨格などの類似性を介して遺伝傾向を認めるものと，ハイヒールを履くか否かなどの生活習慣を介するものがある．

コラム　痛みの問診のまとめ

Q：どこが痛いですか？
A：親趾・他の趾・足の裏・踵・足首・（足の）外側・（足の）内側

Q：いつから痛いですか？
A：3日・3週・3ヵ月・3年前から

Q：何か（原因として）思い当たることがありますか？
A：ない・怪我・スポーツ・仕事・旅行・○○しすぎ・靴

Q：どうすると痛いですか？
A：じっとしていても・押すと・動かすと・立つと・歩くと・走ると・蹴ると・靴を履くと・○○すると

Q：今まで何か治療しましたか？
A：してない・他の医者に行った・鍼灸・マッサージ・湿布・サポーター

Q：同じ痛みで医者にかかったり，休んだりしたことがありますか？
A：ない・ある，いつ，どこに，どのくらい長く，○○と言われた

7 足と歩行障害

　歩行に障害があると足が悪いと言って来院するが，足に原因があることは一部に過ぎない．それこそ，頭のてっぺんから足の先まで原因はあるので，既往歴というより現在治療中の疾患を知ることが肝心である．歩行障害と言っても，歩くことを忘れてしまう歩行失行から，腓骨神経麻痺による跛行まで，整形外科医が聞いたこともない病気からおなじみの病気まで沢山ある．神経内科の病気だろうと放り出さずに，紹介状に書く以下のような疑い病名くらいは思い出しておく．

- 動揺性歩行障害→筋ジストロフィー，多発性筋炎
- 鶏状歩行障害→腓骨神経麻痺
- 脊髄性失調性歩行障害→脊髄癆
- 小脳性失調性歩行障害→小脳疾患
- 痙性片麻痺歩行障害→脳血管障害，ブラウン・セカール (Brown-Séquard) 症候群
- 痙性対麻痺歩行障害→頚髄症，脊髄腫瘍，脳性小児麻痺，筋萎縮性側索硬化症（ALS）
- 痙性失調性歩行障害→脊髄腫瘍，キアリ (Chiari) 奇形，多発性硬化症，脊髄小脳変性症
- パーキンソン歩行→パーキンソン病，パーキンソン症候群
- 小刻み歩行→老齢化，多発性脳梗塞
- 間欠性跛行→脊椎管狭窄症，動脈硬化性閉塞（ASO）
- 歩行失行→大脳前頭葉の障害

コラム　時は名医

「時間は最良の名医である」という有名な言葉がある．時として転医してきた患者の新たに撮ったX線写真を見て，「こんな骨折を見逃すなんて」と呟いてしまうことがある．

前医の診断を批判していることになるのだが，2つの点で慎まねばならない．まずは時間が経つと，症状や所見が多くはっきりしてくる．骨折線は骨吸収の関係から，3週間目ぐらいが一番明瞭になる．また，時間それ自体が診断してくれることも多い．単なる打撲だと診断しても，3週間して痛がっていれば誰でも骨折を疑って見直す．ゴホンと咳が出たときには，これが肺癌の初めての咳か，排気ガスやタバコのせいなのかは誰にも分からない．しかし，その患者が3年経って治療もしていないのにピンピンしていれば，肺癌ではあり得ない．

このように後から診た医師は有利な立場に立っているのだから，それをわきまえたうえで，あえて前医をその場で批判すべきかどうか慎重に考えねばならない．多くの無用なトラブルが，後で診た医師の不用意な前医の批判で始まっていることを忘れてはならない．

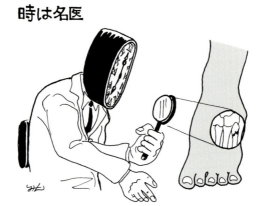

図2　なるべく後で診たほうが…

第 III 章

足の診かた（2）

❶ 足の診かたのコツ

　足の診察のコツは「裏まで見る」ことである．裏とは言いながら，足の裏は大地に接し，実際の活動を行う顔である．これを見ないことには足を診たことにならないのだが，意外とこれが難しい．患者と椅子に座って普通に対面していると，足の裏を見るためには，高く足を上げてもらうか，しゃがみ込んで覗くしかない．足を上げれば患者が後ろにひっくり返るし，自分でしゃがみ込むと腰が痛くなる．自分の足の裏を見るには，股関節を外旋・外転屈曲，要するに胡座（あぐら）の格好をしなければならないが，これが結構きつい．数年前に股関節が痛くてこの格好ができなかったことがある．同僚の股関節の専門家に訊いたところ，五十肩と同じで五十股（また）と言うのだそうだ．それに，この格好ができたとしても，足の裏は患者のほうを向いて医者にはよく見えない．「手のひらを見せて下さい」と言えばすぐに見せられる手とはえらい違いである．手のひらを返すのは簡単でも，足の裏はそうはいかない．

　余談だが，手の外科医が手術台の上で，簡単に患者の手のひらを返すのを見て，常々うらやましく思っている．足の外科医は，足底は腹臥位，足背は仰臥位と決めて手術に掛からねばならず，途中で変えようと思えば大変な目に遭う．

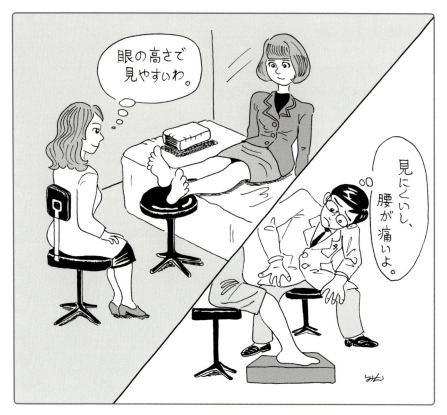

図1 足を裏まで診るには…

a.「ベッドに腰掛けて椅子に足を投げ出して下さい」

　診察は，医者も患者も楽な姿勢で行う必要がある．患者の足を床に置いたままでは，自分のお腹の脂肪が邪魔して苦しくなり，ゆっくり診られない．まずは患者をベッドに腰掛けさせ，両足を投げ出してもらう．丸椅子に腰掛けたままだと，足を丸椅子や台の上にのせたり，膝を曲げて足の裏を見ようと持ち上げたりすると，後ろにひっくり返る．高めのベッドに腰掛けて，両足を丸椅子の上にのせてもらうのが楽で，必要ならすぐにベッドに寝かせられる．後ろにひっくり返っても危なくないし，椅子に腰掛けたまま，さほど

腰をかがめずに足の裏を覗き込める．もし，本格的に足の裏を見ようとすれば，ベッドにうつぶせに寝てもらうしかない．こうすれば覗き込まなくても済むわけだが，なかなか面倒である．

b. 足底圧はタコで診る

　足の大切な機能は，体重を支え，力を大地に伝えて動くことである．足，特に足の裏は大地に接し，人間と外界を繋いでいるので，障害を最も受け易く，その影響が表れ易い場所である．胼胝（タコ）や鶏眼（魚の目）は，足底圧の異常な集中の結果であり，単に足の変形や靴の障害をあらわすばかりでなく，姿勢や歩行の障害を通じて，中枢神経を含めた神経・筋肉の疾患を

表1 タコや魚の目の位置と疾患（関節リウマチ，糖尿病，脳性小児麻痺，中枢神経障害を除く）

母趾の先端
・IP 関節の屈曲拘縮：長母趾屈筋腱癒着，下腿コンパートメント症候群
母趾の内下縁
・内旋変形：外反母趾，開張足
趾間
・隣接趾の爪縁が当たる：内反母趾，内反小趾，カーリー変形
趾の先端，PIP 関節背側
・槌趾変形：小さすぎて趾が縮こまっている靴，大きすぎて足が滑る靴，中足趾節（MTP）関節の病的な背側脱臼，下腿コンパートメント症候群
小趾の外側
・小趾の内反・内旋変形：内反小趾，カーリー変形，趾節骨癒合症，内反足変形
第 1 中足骨骨頭部
・第 1 MTP 関節背屈拘縮，凹足変形：母趾伸筋腱癒着，凹足，足関節尖足位拘縮
第 2，第 3 中足骨骨頭部
・開張足，外反母趾，外反母趾術後，凹足，足関節尖足位拘縮
第 5 中足骨基部
・内反変形
アキレス腱付着部
・パンプバンプ（pump bump）

も反映する．胼胝ができるには一定の時間が必要なので，足底圧を長期記録した結果とも言える．胼胝の原因には色々あるが，できたタコの位置により疾患や病態を推定することができる（**表1**）．タコは記録計付きの足底圧測定装置なのである．

c.「両足とも出して下さい」

　必ず両足を見る．医者ばかりか患者までも両足を見せるのをいやがる．「ベッドに腰掛けて，両足とも靴と靴下を脱いで，両足とも丸椅子の上にのせて下さい」，日に何十回となく言っているが，片足しか見せようとしない患者が多い．「両足です」ときつく言えば多くの患者は渋々従うが，なかには「どうしてですか？」と頑張る患者もいる．「片足だと，肥っているのか腫れているのか分からないからです」．自分では気の利いた皮肉を言っているつもりだが，気づいてくれる患者は始めから素直に両足を出す．「両足診ても料金は同じです」と言いたくなる．

　前置きが長くなったが，足に限らず手や目，耳，腎臓など左右対称に2つある器官は，それらを比べてみることが診察のコツである．特に片側に症状がある場合には左右差を診れば所見がとれる．両側にあればあったで，外傷が否定できたり，関節リウマチを疑ったり，それ自体が有益な情報となる．

d. 靴も見よう

　「腰の痛い患者さんは，ガウンに着替えて腰が診られるようにして下さい」「足の痛い患者さんは，足が診られるように靴を脱いでスリッパに履き替えて下さい」，看護師は何の疑問も持たず，患者も当たり前と思っている．しかし，靴は足を診るのに重要な情報源である．特に履き古した靴は，心臓のホルター心電計の如く，過去数ヵ月にわたる足の活動状況を記録している．靴の裏の減り方を診れば，下肢全体のアライメントから痛みや麻痺，変形の具合までを色々な情報が得られる．ペンライトで照らして靴の中を覗いてみれば，汗染みや中敷きの擦り減り方，内張の破れ方で，足底圧の分布から力の入れ具合まで分かる．靴は立派な足の計測装置である．

余談になるが，靴の減り方を気にする患者は多い．靴の踵の内側が減れば足の踵は「ハ」の字になって着床していると推察できるが，それが病的かどうかを判断するのは難しい．歩き方の癖から，重大な神経疾患の歩行障害まであるが，体の要因，靴の要因により減り方は千差万別である．一通り診察して，特段の所見のない患者さんには，左右が同じ減り方ならとりあえず心配ないと，何のエビデンスもない自分の少ない経験から説明している．

いずれにしても，普段履きの靴で医者に行って欲しいし，来ていただきたい．

e. 足を触ろう

「あの先生は触ってもくれなかった」という患者の不満が多くみられる．確かに胸を聴打診するより，心電図や胸部 X 線写真を見れば一目瞭然だろう．学生実習で買った聴診器はとうになくして，死亡宣告のとき以外使った記憶

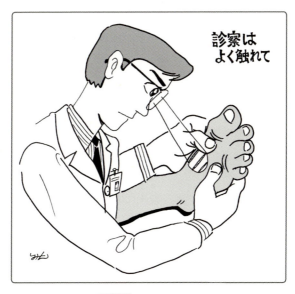

図2 指先に目を

もない．しかし，足の場合は触ることが最も大切で，時にはCTやMRIにまさる情報を短時間に無料で得ることができる．まさに足に手当である．

f. 皮膚温で分かる血行

まず，両方の脚の外側を，膝下から足先まで両手の小指側の手の腹でそっとなでるように触る．次いで手のひらを返して内側を触る．途中で温度が変わったり，左右差があったりすれば，上から下，下から上と繰り返し，温度が変わる高さを確認する．触っているうちに感覚が慣れてしまい分かりにくくなるので，触診の最初に行う．温度変化は1段階とは限らず，2段階，3段階と変化することもある．体温より上がったり，室温より下がったりすることはないのだが，糖尿病性壊死の患者の脚は氷の如くひやっと感じる．皮膚が乾燥しているか湿っているか，滑らかか粗いか，張りがあるかないかなど，結構色々なことが分かる．高価なサーモグラフィーでも，皮膚や筋肉の性状，知覚障害や痛みなどと関連して皮膚温を診るのは難しい．切断のレベルを決めるとき以外，いちいちカルテには書かないが，後で役に立つことが少なくない．

g. 足を触りながら

①腓腹部を軽く掴み，痛みの有無を訊く．
②浮腫がありそうなら脛骨粗面を押して確かめる．
③膝を曲げて，足関節を底背屈して可動域を診る．
③距骨下関節の可動域を診るには，足関節を最大背屈位に保持して踵を左右に捻ってみる．
④底屈位で足部を持って捻り内外反させれば，不安定性が分かる．
⑤この間に痛みの有無も訊いておくが，圧痛を診るポイントは予想している疾患により異なる．
⑥足背動脈と後脛骨動脈の脈を触れる．

2 足の知覚

a. 良くても悪くても困る足の知覚

　足の裏の知覚は，人間が外界と接する最前線である．足が地に着いているかどうかは，言葉通り非常に大切な感覚で，これが分からなければ立つことさえおぼつかない．整形外科医は，どんなにわずかでもよいから足の裏に知覚が残っていれば，足を切断せずに残す努力を惜しまない．逆に，異常知覚で足が着けないこともある．RSD（反射性交感神経性異栄養症）やカウザルギーで痛く，足を切断して欲しいという患者も少なくない．しかし，足は通常は何十kgもの体重を支え凸凹道を歩いても痛くないくせに，小石を踏めばすぐ気がつくという，素晴らしい閾値のコントロール能を持つ優れ物である．

b. 皮膚の防御知覚は最後の砦

　痛みほど嫌われ者はない．「とにかく痛みさえとってもらえればよいのです」とはよく聞く言葉である．しかし，痛みを感じない状況がどんなに悲惨な事態かを想定できる患者も医者も少ない．

　「痛みこそは身を守るために神様がくれた最高の贈り物ですよ」と言うと，大抵の患者はいやな顔をする．痛みは火災報知器で，何か危険なことが起こると警告している．むやみに「痛みだけ止めろ」と言うのは，火事を消さないまま「火災報知器のスイッチを切れ」と言っているのと同じである．古くは「神経癩（らい）」，中世の「神経梅毒」から，現代の糖尿病足まで，防御知覚を失ったために最後の砦を失い，皮膚の潰瘍やシャルコー（Charcot）関節に始まって，壊疽を起こして足を切断する患者は後を絶たない．

c. 痺れとは

　「足が痺れて」とは，よく聞く愁訴である．痺れは医者も含めて誰でも一度は経験するので，分かっているようだが意外とそれを診るのは難しい．知覚

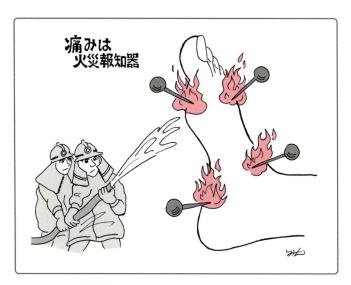

図3 痛みは神様がくれた警報装置

　鈍麻も異常知覚も「痺れ」と表現される．「痺れてよく分からない」とか，「じんじん痺れる」と言ってくれれば分かるのだが，いつもそうとは限らない．同じ神経障害とは言っても診断も治療は異なるから，訊き直すしかない．
　「痛みは止まったんですが痺れが…」とか，「痛みが痺れに変わって…」という訴えも多い．正座すると血流が止まり痺れは治るけど，正座を止めて血流が戻ってくるときに，始めは痛いと感じるのが段々痺れになってくるように，痛みと痺れは程度の差ですと説明しているが，本当だろうか…

d. 痺れの範囲は縦割りか横割りか

　足底の知覚は，脛骨神経から分かれた内側と外側の足底神経で支配されている．「どこが痛いですか？」「どこが痺れますか？」と問うと，足では不思議に指を縦に動かさずに横に動かして教える患者が多い．すなわち，神経の走行，知覚神経の分布に沿わない痛みや痺れを訴える患者が多い．違和感や薄紙一枚張ったような感じ，まさに隔靴掻痒の感じを訴える．足の神経は脳

から遠いためか，それとも脊髄の細胞から離れているせいか，はたまた血流が悪くむくみ易いせいか，末梢部の神経の活きが悪いだけと思えるような訴えが多い．患者が縦に指を動かしてくれれば診断がつくのに，横に動かされては足の専門医もお手上げで，「末梢神経炎」の保険病名が増える．

e．知覚麻痺の行きと帰り

　知覚麻痺の範囲を正確に知ることは重要である．「感じが変わったらハイと言って下さい」と検査をするが，正確に言うと，正常から低下し始める「行きの点」，麻痺から感じが分かり始める「帰りの点」の2種類がある．前者は正常な部位から麻痺した部位へ，後者は麻痺した部位から正常な部位へ刺激して調べるが，別々に行わなければならない．行きは行き，帰りは帰りの点を結べば，理想的には同心円状の範囲を描く．麻痺の範囲が正確につかめれば診断は付いたようなものであるが，境界線が閉じなかったり，交差したりすれば不正確な証拠である．2本の境界線の間隔は，神経の二重支配や麻痺の程度，回復の具合を診断するのに役立つ．視野の検査と同じで，渦巻き状の境界線は麻痺の存在自体を疑わせる．

f．川の流れのように

　「膝が痛いのは外反母趾のためでしょうか？」とは外来でよく聞く質問である．事実，足が痛くなってから，膝が，腰がと痛がる患者は少なくない．神経は川の流れのようなものだから，下流で土砂崩れがあっても上流が濁ることはない．だから，外反母趾が直接膝の痛みを発生させることはない．でも，「足が痛いと反対側に無理を掛けるので，反対側の足や膝，腰が痛くなることはある」と答えている．

　また，何ヵ所かで土砂崩れがあると，個々の土砂崩れは流れを止めるほどではなくても，下流では流れが止まることがある．椎間板ヘルニア，腓骨神経麻痺，前足根管症候群と重なって手術をしても第1・2趾間の痺れがとれないこともある．原因が軽いのに症状が強かったり治らないときには，上流の影響も考える必要がある．

g. タコは痛い証拠？

「タイやヒラメの舞い踊り」ではないが，足底全体に沢山のタコや魚の目を作ってくる患者がいる．「痛いと言われなくても見れば分かります」と言いたくなるが，痛ければ荷重を避けるはずだから，タコも魚の目も消えるはずである．昔の話だが，ローマオリンピックでアベベというマラソン選手が裸足で走って優勝した．足の裏は靴底並みに硬かったそうである．アベベ選手は靴を履いて走っていて，痛くなって脱いだという噂もある．足の裏の荷重部はすべてタコなのが本来で，軟らかいほうが異常なのかもしれない．そういえば，痛い証拠と思ってきたタコにも痛みを訴えないものがある．

h. 痛くて歩けない？

「痛くて歩けない」という患者が入ってくると，戸惑わざるを得ない．「歩いているじゃないか」と言えば喧嘩になるが，「歩けないぐらい痛い」のと「痛くて歩けない」のでは，天と地，歩けるのと歩けないぐらい違う．痛くて「まともに」歩けないという意味なのだが，手術の後，「いつから歩けますか」という質問に答えにくいのと同じで，限度なしに痛みなく歩けて当たり前という患者の気持ちに対応しなければならない．「60 kgからの体重を2つしかない狭い足底で支えて，さしたる痛みもなしに，一日一万歩も歩けるなんて奇跡なんだぞ」って声が聞こえてきそうである．

❸ 足を動かして診よう

a. ヒラメかカレイか

目を見て「左ヒラメの右カレイ」と言うが，尖足の原因がヒラメ筋なのか腓腹筋なのかは患者の目を見ても分からない．そもそも，なぜ下腿三頭筋をヒラメ筋と腓腹筋に分離しなければならないのかを知らないが，とにかくヒラメ筋は一関節筋で，腓腹筋は二関節筋である．すなわち，腓腹筋だけが膝

を越えていて，ヒラメ筋は下腿に起始部を持っている．したがって，膝の屈曲で尖足が改善すれば腓腹筋が主な原因である．ただし，改善しない場合にはヒラメ筋も関与しているとしか言えない．膝を曲げ伸ばししながら，足関節を動かしてみよう．

　余談になるが，人気のアキレス腱のストレッチングは，足関節を背屈させるとき，膝を曲げるのと伸ばすのと2種類ある．前者はヒラメ筋，後者はヒラメ筋と腓腹筋の両方のストレッチングになる．効果のほどはともかく，一関節筋と二関節筋の違いがよく分かる．

b. 原因は足か脚か

　外傷後に趾が屈曲拘縮を起こすことが多い．腱の癒着や，筋の短縮，麻痺，関節の拘縮が問題になるのと同時に，どこで起こっているかが問題になる．足関節の底屈で改善すれば，下腿（脚）にある長母趾屈筋，長趾屈筋に原因がある．改善しなければ，足内での下腿筋の腱癒着か，短母趾屈筋，短趾屈筋が原因である．逆に趾が伸展拘縮しているときには，足関節を背屈して検査する．足関節を曲げ伸ばししながら，趾を動かしてみよう．

　これも余談になるが，母趾にも母指にも「ばねゆび」があり腱鞘炎で起きるが，場所はばね趾が足関節後方，ばね指がMP関節掌側で，それぞれ異なる．ばね趾は足関節を底屈させれば伸展するが，ばね指は手関節を掌屈しても改善しない（詳細は「コラム：強剛母趾と強剛母指，母趾のばね趾と母指のばね指」277ページも参照）．

c. 癒着した腱は長か短か

　手に浅指屈筋と深指屈筋があるように，足には短趾屈筋と長趾屈筋がある．長趾屈筋腱は末節骨の基部に，短趾屈筋腱は中節骨の基部に付く．ちなみに短母趾屈筋腱は基節骨基部に付く．徒手的にDIP関節が伸展しなければ，長趾屈筋腱が短縮または癒着している．DIP関節が伸展するのにPIP関節が伸展しなければ，犯人は短趾屈筋腱ということになる．DIP関節とPIP関節を別々に動かしてみよう．

前項「原因は足か脚か」と組み合わせて考えれば，DIP関節の屈曲拘縮が足関節の背底屈で変化しなければ，病変は長趾屈筋腱の足根管より末梢の癒着である．

d. 原因は関節か筋か

関節可動域の減少の原因が関節拘縮ならば，肢位による可動域の変化はない．もし，筋の短縮が原因ならば，筋や腱を緩める肢位で関節可動域が増え，逆に緊張させる肢位では減る．ちょっとした関節の動きの改善でも大きな診断的意味を持つ．隣接関節も動かしながら関節可動域を測ってみよう．

e. 腱の癒着か筋の短縮か

筋の短縮ならば徐々に動きが悪くなることが多いが，腱の癒着だとスムーズに動いているのにある所で急にストップする．徒手的に関節を動かして，「ぐぐっ」と止まるか「かくっ」と止まるかは，手の感触で判断できる．スピードを変えて関節を動かしてみよう．

f. 癒着か麻痺か

能動筋か拮抗筋かともいえる．伸筋が麻痺しても，屈筋腱が癒着しても，趾は屈曲拘縮になる．初めは，麻痺なら簡単に手で伸ばせる．関節拘縮が完成するといずれの場合も動かなくなる．患者が自分で動かせない関節は，医者が手を添えて動かしてみよう．

❹ まず，足の形を見る

まず，足の裏を床に着けて丸椅子に座ってもらい，両足を比べながら全体の足を診る．大きいか小さいか，幅広か幅狭か，甲が高いか低いか，土踏まずが深いか浅いか，踵と前足部の割合（舟状骨の位置）や，趾の長さ，踵の大きさはどうか，などとざっと全体を見渡す．大人であれば，足の長さが長

くても短くても後足部の長さは余り変わらず，中足骨や趾の長さで変わる．男性と女性では，同じ足長でも後足部の大きさが異なるので，踵と前足部の割合（舟状骨の位置）は異なる．一般に幅広の人は厚みもあるが，中年以降，開張足となって横アーチがつぶれて幅広になった人は薄い．幅も厚みもないのに，前足部の長い若い女性が少なくない．土踏まずの浅さ，つまり扁平足かどうかは，正確には荷重位側面のX線写真で判定する．非荷重位で十分あるように見えても，荷重位ではなくなることもある．多くの扁平足は無害のものであり，症状がなければ放置する．相撲取りやスポーツ選手では足底筋群が発達し，フットプリントでは土踏まずが消失する例があるが，舟状骨の高さは正常で，真の扁平足ではない．同様に処女歩行以前の乳児では足底の脂肪により土踏まずがないが，これも当然，真の扁平足とは言わない．簡易的には舟状骨の内側縁を触れ，床からの高さを見れば判断できる．全体として弱々しいか，ごつごつして強そうかなどの印象も重要である．

コラム　扁平足とスポーツ

　現代でも，仮面扁平足とも言うべき，丈夫な扁平足がある．若い有名なスポーツ選手の足を診察したことがある．土踏まずが平らになるほど足底の筋肉がばんばんに発達していた．舟状骨の高さは正常だが，フットプリントでは見事に土踏まずがない．聞けば，幼稚園の頃から左右前後に素早く動けるように，常に踵を上げて練習をしていたと言う．

　昔，相撲協会の診療所で診療をしていたとき，毎年，幼顔で散切り頭の新弟子が健康診断に現れた．1年もすると髷も結い体つきも力士らしくなって，新弟子の頃には立派にあった土踏まずが消えて扁平足になっていた．摺り足は相撲の基本であるが，練習に加えて，裸足の生活，なかでも「足半（あしなか）」とも言える，小さすぎる下駄や草履を履いての歩行が効いている．練習どころか生活すべてが足底筋を発達させ，体重もどんどん増えていくから，自然と足底筋も肥大し，見かけ上の扁平足になっていく．始めは，体重の急激な増加により，扁平足になったのではないかと心配したが，見かけ上の扁平足は力士の稽古の証と分かり安心した．最近の新弟子たちはどうだろうか…

5 何か異常は？

　次に，変形や腫脹，浮腫，腫瘤，発赤や胼胝，鶏眼，色素沈着，潰瘍など，皮膚の病変で目に見えるものをチェックする．これで，外反母趾，内反小趾，槌趾，開張足，扁平足，有痛性外脛骨，パンプバンプなどがほぼ診断できてしまう．外反母趾では，見かけ上の外反母趾角（HV角），中足骨間角（IM角），母趾中足趾節（MTP）関節内側の腫瘤，発赤，腫脹が観察される．高度の場合は，母趾が回内外反して第2趾の下に潜り込み，第2趾が槌趾変形を起こす．

a．大切な足の裏

　足の裏が診られるように，膝を曲げ足関節を中間位まで背屈させる．足底では内側縦アーチ，外側縦アーチ，横アーチの状態と，腫脹，浮腫，腫瘤，発赤や胼胝，鶏眼，色素沈着，潰瘍など，皮膚の病変を診る．特に中足骨骨頭部や趾先の胼胝，足底部の脂肪体の状況は，荷重の分布や荷重能力に重要な情報である．以上，足の甲と裏を観察しながら，圧痛の有無，部位，程度もチェックしていく．

b．足と握手

　足を触診する前に，手を交差させて右手で患者の右足を，左手で左足を軽く握ってみる．足も手も一緒なんだと思えるほど，しっくり握手ができる．同時に左右の足と握手すると，どんなにわずかな腫脹でも見落とすことはない．一見良くなった怪我でも，これで左右差があるようだと本物ではない．熟練した金箔作りの職人は，10ミクロンの差を指で感じ取るという．ごくわずかな差でも同時に触ると人間の手は判別できる．

c．痛い所は最後に

　患者が痛みを訴える部位は最後とし，なるべく痛まないであろう部位から

押していくことがコツで，このことは小児では特に重要である．通常押してみる部位は，腓腹部，アキレス腱，アキレス腱付着部，外果下端先端，外果下端前縁，足根洞，二分靱帯，第5中足骨基部，踵前内側，踵内外壁，足根管，伸筋支帯，後脛骨筋腱，舟状骨内縁，リスフラン（Lisfranc）靱帯，母趾MTP関節内側・底側（種子骨），第5MTP関節外側，中足骨骨頭部である．患者が痛みを訴えたり，胼胝や腫脹，発赤など皮膚に特別な変化があったりすれば追加する．

d. 冷たい足

　足の冷感を訴えたり，実際に冷たかったりする場合には，手の小指球外縁で下腿部の正常と思われる部分から先端に触れていき，温度が低下するか否か，あればどこからかをチェックする．また，逆に冷たい部分から中枢に向けても触れていき，チェックする．この2つの境界は必ずしも一致せず，また温度低下が2段階のこともある．当然，背側，底側，脛骨側，腓骨側ではレベルが異なるので，ここでチェックする．足背動脈，脛骨動脈の脈拍を触れておくことは重要で，冷感や痺れがあろうとなかろうと触れる習慣を付けねばならない．

　足の温度も拍動も個人差，環境の差が大きいので，大切な所見は，暖かいか冷たいか，触れるか触れないかではなく，左右に差があるかである．これは他の多くの所見でも言えることである．

e. 足の知覚

　患者が痺れや知覚障害，異常知覚を訴えない場合は，筆の触覚検査だけで十分である．左右の同じ場所をなるべく同じ強さ，方向に触って，「同じですか？」と確認する．「だいたい同じですか？」とか「違わなくてもよいのですよ」と断らないと，必死でどちらが強いか弱いか考え込まれて困ることがある．もし，知覚の低下を認めた場合には，左右の比較，同側での比較を無作為に繰り返し，再現性のあることを確認する．さらに，神経損傷を疑うなど知覚障害が重要な要素である場合には，障害のない所からある所へ，またそ

の逆に連続的に知覚を検査し，境界が一致することを確かめる．同様に境界を定めていったとき，境界がすれ違わないことを確認する．糖尿病などの神経障害では，正規の知覚検査用のナイロン糸を使って検査し，振動覚，温度覚もチェックする．

f. 全部動かしてみよう

次に足関節を動かして，拘縮や運動制限，疼痛がないかを診る．まず，膝関節を屈曲させ，足関節とMTP関節の背屈制限を診る．膝伸展位で足関節を背屈させ，MTP関節の伸展が十分であれば屈筋群の拘縮はない．膝屈曲位で足関節を背屈させ，MTP関節に伸展制限があり，足関節の底屈で改善すれば，原因は下腿にある．逆に，足関節を底屈させても関係なければ，原因は足内にあることが診断できる．次いで，足関節を回内，回外してみる．距骨下関節の運動性を診るのは難しい．膝を屈曲し，左手で足関節を最大背屈させて，右手で踵を掴み内反，外反させる．足関節を最大背屈すると，前が広く後ろの狭い距骨滑車が距腿関節に楔を打ち込んだように嵌入して固定されるので，この位置での踵の動きは距骨下関節単独の運動である．したがって，この位置で動けば距骨下関節に拘縮はないが，これで動かなければ拘縮がある．足関節，距骨下関節，MTP関節の運動性をざっと診ながら，運動痛があるか否か，あれば関節とその肢位をチェックする．これは，後脛骨筋腱機能不全症（PTTD）や脳性麻痺，二分脊椎，腰椎ヘルニア，腰椎すべり症などに伴う外反母趾や槌趾の診断において，原疾患を見落とさないうえで重要な基本的診察である．

コラム　ややこしい足の運動に関する用語

　足の動きや位置，変形に関する用語は意外と難しいので，整理しておく．なお，足の「回外/回内」「内がえし/外がえし」については，足の外科学会等で定義の改変が行われた．詳細は次ページの「コラム：改変で混乱する足の運動表示」を参照いただきたい．ここでは改変前の定義を使用している．

- 背屈（dorsal flexion）/底屈（plantar flexion）：足関節を横切る軸周りの運動．
- 外転（abduction）/内転（adduction）：縦軸周りの運動で，正中から離れるのを外転，近づくのを内転と言う（基準は，足ではからだの正中線，趾列では足の正中線で第2趾列）．
- 内反（varus）/外反（valgus）：遠位が正中線に向かって曲がる位置を内反，離れて曲がる位置を外反と言う（基準は，足でも趾列でもからだの正中線）（肢位は足背と手掌が前方に向いた位置で）．
- 内がえし（inversion）/外がえし（eversion）：踵の外下方から内上方に向かう距骨下関節の回転軸周りに，足の内縁が床から離れる運動を内がえし，外縁が離れる運動を外がえしと言う．軸が傾いているので，内がえしには内転，外がえしには外転を伴う．
- 回外（supination）/回内（pronation）：自分で足の裏が見えるようになる運動を回外，床に向ける運動を回内と言う．
- 尖足（talipes equines）：足関節が底屈し，踵が上昇する．
- 踵足（talipes calcaneus）：足関節が背屈し，踵が下降する．
- 内反足（talipes equinovarus）：足が内がえしで内転・底屈する．この運動を回外と言う．
- 外反足（talipes valgus）：足が外がえしで外転・背屈する．この運動を回内と言う．

　足と趾では正中の基準が違うので，同じ外転でも，足は腓骨側に曲がり，母趾は脛骨側に曲がる．
　解剖で習う基本肢位は，手は手のひらが前，足は甲が前なので奇妙なことが起こる．母趾は外転筋で外転し内反する．母指は外転筋で外転し外反する．ただし，内反母趾と外反母指の位置は同じ．足は回外して内反足になり，回内すると外反足になる．

コラム 改変で混乱する足の運動表示
―回内↔外がえし，回外↔内がえし―

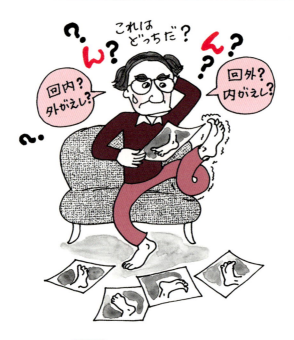

図4 どっちが，どっち？

　足の運動表示が改変され，（少なくとも著者は）混乱をきたしている．

　従来，日本では趾も足も冠状面での動きは統一されており，趾と足の長軸周りに足裏が見える運動を回外（supination），足裏を床に向ける運動を回内（pronation）と言い慣わしてきた．ところが今回，趾は従来通りの回外/回内のままなのに，足は長軸周りに足裏が見えるようになる運動を内がえし（inversion），足裏を床に向ける運動を外がえし（eversion）と言うと改変され，『足の外科学用語集，第2版』（2012年）にも掲載された．

　それに加えて，この外がえし/内がえしの用語は，従来，足の冠状面，矢状面，水平面の三面での3軸運動，すなわち外がえしは背屈，外転，回内（以前の），内がえしは底屈，内転，回外（以前の）として使用されていたが，改

変によって，従来の外がえしは新たに回内，従来の内がえしは新たに回外と呼ばれることになった．

まとめると，表2，図5のように，従来，回内と言った運動を外がえし，回

表2 改変前と改変後

運動	足の冠状面長軸周り		3軸周り	
	足裏が外側に向く	足裏が内側に向く	背屈，外転，足裏が外側に向く	底屈，内転，足裏が内側に向く
従来	回内 pronation	回外 supination	外がえし eversion	内がえし inversion
改変後	外がえし eversion	内がえし inversion	回内 pronation	回外 supination

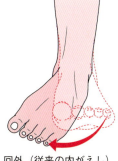

回外（従来の内がえし）　　回内（従来の外がえし）

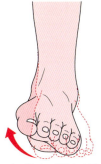 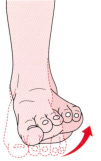

内がえし（従来の回外）　　外がえし（従来の回内）

図5 複合運動（上）と単軸運動（下）

外と言った運動を内がえし，外がえしと言った運動を回内，内がえしと言った運動を回外と，それぞれが交換して呼ばれることになった．回内と外がえし，回外と内がえしが交換され，それぞれ内と外がひっくり返ったうえに，3軸の複合運動と単軸運動も逆になったのだから混乱する．

したがって，母趾を握って爪が内側になるように捻れば，従来であれば母趾は回内し足も回内したが，改変後は母趾は回内するが足は外がえしすることになった．

■米国の規定と合わせる

改変した理由は，米国の学会の規定と合わないからだという．過去の世界の文献で冠状面の長軸周りと3面の3軸周りの運動表現として supination/pronation と inversion/eversion のどちらが多いかを調べ，冠状面の単軸運動には inversion/eversion が，3軸の複合運動には supination/pronation が多かったという理由から，外がえし/内がえしを回内/回外に交換して使用することに規定を変更したとのことである．

■電子検索の落とし穴

この調査はインターネットの文献検索〔MEDLINE（メッドライン），PubMed（パブメド）〕で行っているが，大きな欠点がある．まず，MEDLINEは37ヵ国語の5千以上の学術誌を網羅しているとは言え，2000～2005年に追加された論文の半数近くが米国で出版された論文であり，90％が英文である．次に，米国国立医学図書館がデータベースを構築し始めたのは1964年，一般公開されたのは1997年であり，さかのぼってデータベース化しているとはいえ，1990年以前の情報は少ない．したがって，インターネット検索した論文は，米国の英文で書かれた最近の論文に限られる．言い換えれば，米国以外の，英文以外の，1990年以前の論文は余り反映されていない．

■世界の意見

当時の国際足の外科学会（IFFAS）の理事にアンケートを採ってみた．ここに挙げた2枚の図を示し，A，Bのどちらが inversion/eversion で，どちらが supination/pronation かアンケートを送った18人の理事（北米4人，南米2人，欧州10人，日本以外のアジア2人）のうち，12人から返事があり，うち6人が従来の日本と同じ単軸運動（A図）を supination/pronation，3軸性の複合運動（B図）を inversion/eversion とし，4人がその逆と回答した．他の2人は提示した図からは条件が不十分で決められないと回答した．従来派は英国3人，アイルランド，スペイン，フランス各1人で，改変派は

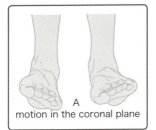
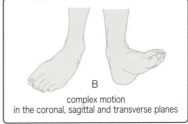

A motion in the coronal plane

B complex motion in the coronal, sagittal and transverse planes

米国 2 人，オランダ，ギリシャ各 1 人であった．結果からは，世界的に見てどちらかが多いということはなく，改変する理由はないと言える．注目されるのは母国語が英語の人たちでも，英国人は従来派，米国人が改変派と分かれたことである．

■車は左？　右？

同じ英語を話す米国と英国で，表示が反対なのは困らないかと質問してみた．米国人いわく，「へー，知らなかった」，英国人いわく「英語を話すと言っても，国は違うのだから…」，親しい英国の友人いわく「連中が右側を走るからと言って，俺たちも右側を走る必要があるかい？」

人生の残り少ない時間で，内がえし捻挫を回外捻挫と言い変えるのも面倒なので，この本では従来通りの用語を使うことにした．

6 どうして欲しい？

ここで X 線検査に入るわけだが，その前に，治療法決定のポイントとなる，治療の主な対象が疼痛か変形かを確認する．その際は，患者の希望が「曲がった母趾を真っ直ぐにして欲しい」のか「痛いのをどうにかして欲しい」のかが最も重要なポイントである．多くの患者は当然，「痛みもとって欲しいし，形も良くして欲しい」と言うが，必ず優先順位を付けてもらう．また問題になるのが靴ならば，ハイヒールを履きたいのか，パンプスまでなのか，コンフォート・シューズやスニーカーでもよいのか，靴を改良してもよいの

か，などで治療方針が異なるので確かめる．痛みをとって，形も良くして，そのうえピンヒールの10 cmのハイヒールが履きたいと言われると足どころか手も出なくなる．診察が一応終了した時点で，この点を確認する必要がある．

深い所を触れるには―モートン偽神経腫の診かた―

　足の大まかな診察法を述べたので，モートン（Morton）偽神経腫の触診について紹介する．教科書にはモートン偽神経腫がコリコリ触れるが如く書いてある．触診が下手なせいかもしれないが，手術ではともかく，そんなによく触れることは滅多にない．だから，触れ易くするために，足の緊張をとって軟らかくするように，膝を曲げて足関節を背屈させ，足を掴み，親指で底から押し上げるように触診する．人差し指のほうが良さそうに思うが，足底に対面して人差し指で触れるのは難しい．このとき，中足骨がぐらぐら動く感じだと触れ易い．末梢の深横中足骨靱帯は中足骨骨頭のほぼ直下にあり，骨頭間の中枢で触れるはずである．MTP関節を背屈するとこの靱帯は緊張して末梢に移動し，疼痛が誘発されるが，触れにくくなる．偽神経腫を触るというよりも圧痛点を探すつもりで，疼痛と同時に何か触るようであればそれでよい．趾への放散痛であればもっとよい．横から骨に押しつけて爪ではじくようにするとクリッとした感覚があり，疼痛を訴えることもある．

　この部分で圧痛点がなければ，骨頭直下や骨頭より末梢の水掻き部の軟部を触診する．ちなみに，骨頭下ではモートン偽神経腫以外の疼痛性疾患に腱鞘炎，関節炎，滑液包炎が，末梢部では神経のエントラップメントや脂肪組織の炎症がある．以上，触れ易い肢位をとり，筋の緊張をとって，硬い部分に押しつけるように圧迫しながら，痛みを診つつ診察するのは，偽神経腫に限らず深部の病変を触診するのに共通の手技である．

　足で神経を触れる場所を**表3**に示す．

表3 足で神経を触れる場所

①踵の外側で腓骨神経
②踵の内側で脛骨神経の踵骨枝
③足根管で脛骨神経
④足根管出口で外側足底神経
⑤足関節の内側で伏在神経，外側で浅腓骨神経，前方で深腓骨神経
⑥土踏まずで内側足底神経
⑦母趾のMTP関節内側で背側趾固有神経

■触り方は共通で，押さえ，押しつけ，はじいて，圧痛と放散痛を診る

コラム　混乱する病名─「モートン病」─

　最近，患者の口からも「モートン病」という病名をよく耳にする．私にとって「モートン病」は「モートン偽神経腫（Morton's pseudoneuroma）」だが，今は「モートン病（Morton's disease）」のほうが通りが良い．1876年，モートン（Thomas George Morton）先生が圧迫で紡錘状に肥大した神経を腫瘍と見誤って「神経腫（neuroma）」と病名をつけたが，後に腫瘍でないと判ったので偽（にせ）の字をかぶせて「モートン偽神経腫」と呼んでいる．だから単に「モートン神経腫」と呼ぶこともある．

　1927年，もう1人のモートン（Dudley Joy Morton）先生が，第1中足骨が太く短いため，第2，第3中足骨が相対的に長くなり，第2，第3中足骨の骨頭下に胼胝と疼痛がみられる病態を「モートン趾（Morton's toe）」として発表した．始めは病的に第1中足骨が短い症例のみだったが，人口の2割以上いる第2趾が長いギリシャ型の足の人が中足骨骨頭部痛を訴えるとそれも「モートン病」と呼ぶようになった．その後，どちらのモートン先生も「モートン病」とは呼ばなかった神経腫も，第1中足骨短縮もない中足骨骨頭部痛も，全部含めて「モートン病」と呼ぶようになった．

　最近，わが国でも中足骨骨頭部の疼痛を訴えるだけの患者に，「モートン病」「モートン症候群」「モートン中足骨部痛」「モートン足」などのモートンの名を冠する病名が診断されるようになっている．

　しかし，神経症状を有するモートン病，第1中足骨が短いモートン病と，単なる中足骨部痛のモートン病では，病因も病態も治療も異なるので，医者ばかりでなく患者も混同してはならないだろう．前者を「狭義のモートン病」，

後者を「広義のモートン病」と区別して説明してきたが，この混同は2人の米国生まれのモートン先生が中足部痛に自分の名前を冠した病名をつけたことが発生源である．

もともと，「モートン偽神経腫」には多くの別名があり，米国でも混乱して使われていた．実は，モートン神経腫の存在を最初（1845年）に記載したのは英国のLewis Durlacherで，名前の由来となった米国ペンシルバニア州のThomas George Morton がその病態を発表したのは1876年である（余談ながら，彼の父，Samuel George Morton は母校ペンシルバニア大学の解剖学教授，また息子のThomas S. K. Morton は1892年にモートン神経腫の存在を再確認しており，三代続いた医学の名門一族である）．

一方，Dudley Joy Morton は，1928年に「モートン症候群（Morton's syndrome）」として，母趾列の短縮と第2，第3中足骨骨頭下の痛みと胼胝を特徴とする症候群を発表した．年代は半世紀ほど後とは言え，混乱を招くのも無理はない．

①モートン病（Morton's disease）
②モートン症候群（Morton's syndrome）
③モートン足症候群（Morton's foot syndrome）
④モートン中足骨部痛（Morton's metatarsalgia）
⑤モートン足（Morton's foot）
⑥モートン趾（Morton's toe）
⑦モートン神経痛（Morton's neuralgia）
⑧モートン偽神経腫（Morton's pseudoneuroma）
⑨モートン神経腫（Morton's neuroma）
⑩モートン趾間神経腫（Morton's interdigital neuroma）
⑪モートン絞扼性神経症（Morton's nerve entrapment）

モートンの名前を冠した足の疼痛性疾患を米国の文献で拾ってみると，こんなに見つかるうえに，両モートン先生の後に番号を記したように①②④⑤の病名は混用されているのである．

- Thomas George Morton（1835～1903年）……①②④⑤⑦⑧⑨⑩⑪
- Dudley Joy Morton（1884～1960年）…………①②③④⑤⑥

したがって，Thomas George Morton のモートン病は「モートン偽神経腫（本書では主にモートン神経腫の名称を使用している）」，Dudley Joy Morton のモートン病は「モートン趾」，それ以外はモートンの名前を冠せず，ただ「中足骨骨頭部痛（metatarsalgia）」と呼んで，モートン病やモートン症候群という病名は使うべきでない．

⑧ 新鮮外傷の診かた—外側靱帯損傷—

　外側靱帯損傷の診かたは，他の靱帯損傷と同様，急性と陳旧性で異なる．損傷の直後は，疼痛や腫脹，内出血が強く，診にくいばかりでなく，損傷の程度，範囲が不明なので，損傷を拡大しないように細心の注意を払わねばならない．また，疼痛による逃避反射や筋緊張により運動性および不安定性の

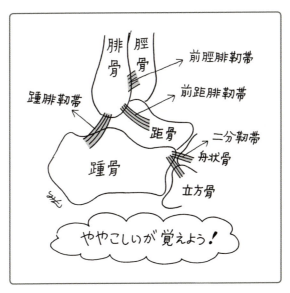

図6 たかが捻挫，されど捻挫

診断が難しくなるので，最小限度の操作で診断しなければならない．診察に当たっては可能な限り損傷状況を聞き出し，受傷機転と疼痛の部位で予め診断をつけ，鑑別診断も念頭に置いて，それを確認するつもりで診察に臨む．外側靱帯損傷を疑わせる捻挫は内がえし捻挫で，最も鑑別を要するのは二分靱帯損傷であり，頚靱帯，距踵骨間靱帯，距踵靱帯の損傷や外果剝離骨折，下駄骨折，踵骨頚部骨折，距骨外側突起骨折，距骨滑車骨軟骨骨折，立方骨圧迫骨折も起こり得る．まずは骨折と靱帯損傷の鑑別を行い，次いで損傷された靱帯を特定し，最後にその程度と範囲，手術の適応を含めた治療法の選択を行う．

a. 痛みの少ない所から

患者をベッドに腰掛けさせて，丸椅子の上に両足を投げ出させる．痛みの場所を確認するとともに，腫れや変形を左右で比べて確認する．次いで，最も痛くなさそうな所から触診していく．痛い所を先に調べると痛がって緊張し，その後の診察がやりにくくなるためだが，余り痛くない所ばかり押して「痛いですか？」と訊いていると，「痛い所さえ分からない藪医者なのか」と段々患者の顔が不安に歪んでくるので，適当なところで「一番痛い所は最後に診るから心配しないで下さい」と安心（？）させるのを忘れないことである．

b. 骨折？

転位のあるような骨折は診断に迷わないから，剝離骨折や皸裂骨折，圧迫骨折が問題となる．いわゆる「マルゲーニュ（Malgaigne）圧痛点」と言われる骨上の局在痛が，靱帯付着部と離れた部位にあれば骨折と言える．逆に当たり前とは言え，骨を直接触れない部位に圧痛があれば骨折ではない．関節を介さない介達痛があれば骨折と言えるが，関節を介せば捻挫や靱帯損傷と区別が付かない．いずれにしても「診断がつかない」と言って，何度も圧痛点を確かめたり，介達痛を診るためにねじくり回すことは，患者に無用な痛みを与えるばかりでなく，損傷を拡大することになるので，一回で決めなくてはいけない．

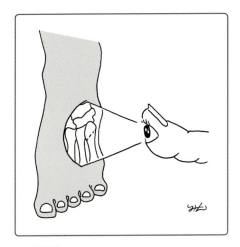

図7 指先に目をつけて―触診―

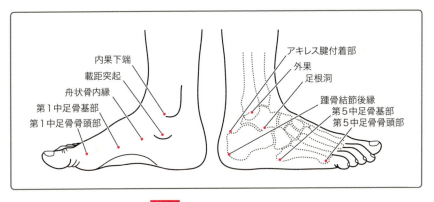

図8 足のランドマーク
痛みの位置などを表すために、足の表面から容易に確認できる部位をランドマークとして覚える．

c. 大切なランドマーク

　外側靱帯損傷を診るときに前もって圧痛の有無を診る意味があるのは，二分靱帯，第5中足骨基部，足根洞だけであろう．その他は，頻度が少ないの

で外側靱帯損傷が否定された後に検討すればよい．文字に書けば容易だが，これらの部位を順序よく素早く触診するためには，表面解剖学によりランドマークをしっかり覚え，一回で思った部位を触診できなければならない．そのためには自分の足でランドマークを触れ，その感じから正確さを読みとって習熟するのがよい．これは足ばかりでなく全身，全科に言えることであり，表面解剖学などまったく習わない解剖の授業には，臨床医として疑問を感じる．

d. 局所の診断

最後に真打ちである外果下端前縁，先端，後縁の圧痛を診る．一回だけ，足関節の不安定性を診るため，膝を屈曲させて，右足の場合は右手で足関節の直上を握って固定し，左手の親指で外果前面と距骨外側突起前面の間を触れながら，他の4本の指を踵の後方に回して，足部を前方に引っ張り，親指の腹で緩みとクリックの有無を診る〔足関節の前方引き出し現象；第Ⅵ章の図41右図（256ページ）参照〕．このとき，患者に色々話しかけたり質問して気をそらせて，筋の緊張をとっておかねば，不安定性は発見できない．その次に，親指と他の4本の指で踵を握り，足関節中間位で距骨の内反，外反（距骨傾斜；第Ⅵ章の図41左図参照），背屈位で距骨下関節の内反，外反を診る．くれぐれもストレス検査を繰り返して損傷を拡大してはならない．

❾ 足全体の診かた―後脛骨筋腱機能不全症（PTTD）―

後脛骨筋腱機能不全症（posterior tibial tendon dysfunction：PTTD）は，文字通り後脛骨筋腱の機能が障害されて起こる疾患である．PTTDは整形外科の専門医にも余り知られていなかったが，最近は認識されるようになったせいか急増している疾患概念である．なぜ，PTTDの診かたを取り上げたかというと，一つの障害がドミノのように次々と障害を引き起こし，荷重によるアライメントの破綻から足全体の三次元的障害を起こす疾患だからである．したがって，PTTDを診察できれば，足を三次元的構築物として捉えた

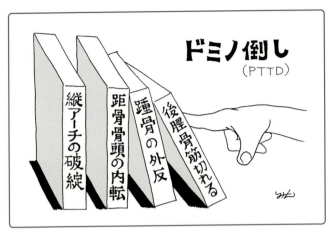

図9 ドミノ倒しで足全体に広がる障害

足全体の診かたが分かる．

a．PTTDとは

　病因から言えば，PTTDは，病名通り足を底屈・内がえしさせる後脛骨筋腱の機能が障害されて起こる変化である．内果下方の足根管内から舟状骨までの間で，後脛骨筋腱が膨化から縦断裂，部分断裂，完全断裂までの種々の器質的変化を起こし，機能が障害される．最終的には，距骨骨頭は内方に亜脱臼し，踵骨は外反，前足部は外転，縦アーチ・横アーチは破綻して，扁平足や開張足となり，外反母趾も生じる．

　足は，①内側楔状骨，第1中足骨，②立方骨，第5中足骨，③距骨，踵骨を3本の柱とし，④舟状骨を頂点として結びつけた，3本柱のテントのような三次元構造をしている．

　3本の柱は2本ずつ組みになって内側縦アーチ，外側縦アーチ，横アーチを形成し，各柱の基礎は内側，および外側足底腱膜と横中足間靱帯で連結されている．頂点の舟状骨を後脛骨筋腱が吊り上げると同時に，柱の上部は靱帯〔spring ligament（踵舟靱帯）〕で繋がれ，テントがつぶれるのを防いで

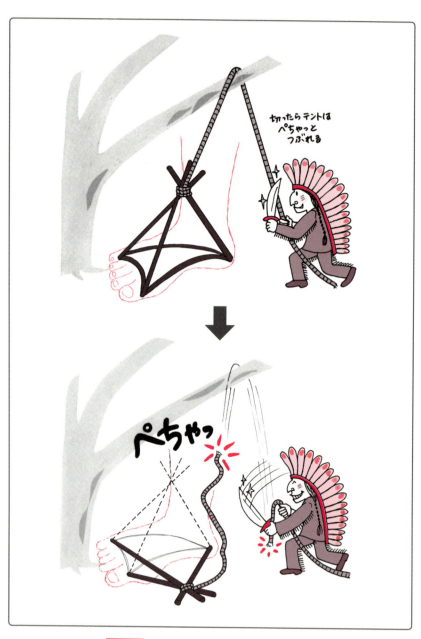

図10 PTTDは足の立体構造の破綻

いる．PTTDではこのテント状の足全体の構造がべちゃっと内側へつぶれてしまう．終末像は，関節リウマチや糖尿病のシャルコー（Charcot）関節と似るが，機能不全が先行し，構築や関節の破壊が二次的なので，アライメントの機能的破綻のドミノがよく理解できる．

b.「立ってみて下さい」

　足は立って歩くためにあるのだから，足の診察は実際に立って歩くことから始めなければならない．まず，少し離れて，足を軽く開き，前を向いて，裸足で立ってもらう．本当はパンツ一つで下肢全体を観察したいところだが，O脚かX脚か分かれば良しとする．ただ，下腿の軸が分からなくては話にならないので，膝下まではズボンをめくる．両足を揃えて楽に立ってもらい，前足部の広がりや縦アーチなど，前方から足部を見る．次に両足でつま先立ちをさせ，その後，片足でつま先立ちができるかどうかを診る．筋力を診るのが目的なので，不安定でぐらぐらするようなら，片手で壁を触れさせ軽く支えさせる．その場でゆっくり足踏みをさせながら交互に片足荷重をさせ，荷重による足の形の変化を診る．踵が接地しているか，膝が伸展してロックしているか，膝が反張（過伸展）していないか，荷重側の骨盤が引き下げられていないか〔トレンデレンブルグ（Trendelenburg）現象〕，体の揺れは左右対称か，よろめき具合はどうか，などを観察する．

c.「では歩いてみて下さい」

　残念なことに，診察室では歩くのに十分なスペースはない．しかし，疲れ易い，何となく突っ張るなどの軽い愁訴は観察できないとしても，明らかな跛行は分かる．後は廊下に出ていくしかない．特に子供の歩行障害を診るのには，診察室は狭すぎる．待合室で親と遊んでいてもらい，時々観察に行くのがかえって時間の節約になる．2本足で歩くのには，動的な安定状態とでも言えるスムーズさ，リズム，対称性が重要で，これが破綻すると跛行となり，急にエネルギー消費が増大する．この定常状態に達するには数m以上の距離が必要である．詳しい歩行の診察は，診察室では無理と心得たほうがよい．

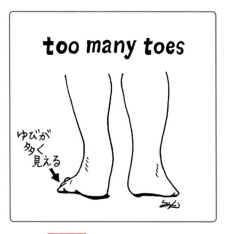

図11 PTTDのサイン

d.「後ろを向いて立って下さい」

　当たり前であるが，後足部の観察は後ろからする．下腿の軸が見えるようにズボンはまくり上げてもらう．荷重した状態で，踵の軸が「ハ」の字状になっていれば外反である．軽度の外反が正常で，内反は常に異常である．PTTDに特有なサインとして"too many toes sign"があり，足を揃えて立たせたとき，後ろから観察すると小趾のほうの趾が沢山見えるサインで，前足部の外転のしるしである．その場足踏みをさせれば，荷重による変化が分かる．

e.「ベッドに腰掛けて丸椅子に足を投げ出して下さい」

　PTTDでは当然，後脛骨筋腱の診断が重要であるが，足根関節を中心とした拘縮，不安定性の診察も重要である．膝を曲げて広げさせ，足関節をやや伸展位として，内果部から足内側を診察する．初期には，後脛骨筋腱の滑膜炎，腱鞘炎があり，同腱に沿っての腫れ，圧痛がある．足関節を外がえししながら足根管を触ると，腫瘤の移動やブチブチした感触を得る．末期になって後脛骨筋腱が断裂すると，内がえしや外がえしを強制したりしても，足根

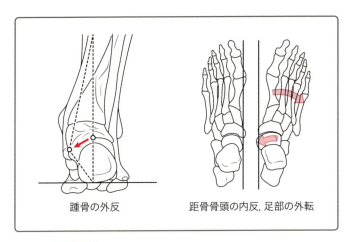

図12 アライメントが崩れた PTTD の骨格

（踵骨の外反／距骨骨頭の内反，足部の外転）

管出口から舟状骨までの間に腱の緊張を触れない．

　PTTDの初期には，足関節周辺に軽い滑膜炎を思わせる腫脹が触れる．変形や拘縮というより，関節の腫脹と異常可動性や不安定性が目立つ．膝を曲げ，足関節を過背屈し，距腿関節をロックしてから，踵を握って内外反してみると，距骨下関節の不安定性が分かる．単にPTTDが後脛骨筋腱の機能不全に止まるものではなく，その原因となる炎症は他の関節や踵舟靱帯などの靱帯にも波及し，関節の不安定性や靱帯の緩みがPTTDの変形の大きな病因になっていることが分かる．この状態に荷重も加わって変形が起こるわけだが，荷重軸の方向は下肢のアライメントにより決まるので，日本人に多いO脚はPTTDを抑制する方向に働く．日本人と欧米人のPTTDが何となく違う理由はここにある．だから踵骨外反を補正するために内側ウェッジの足底板を処方すると，O脚に多い膝の内側の変形性関節症を増悪させる．足は足，膝は膝だけでアライメントを考えると，予期せぬ副作用を生むことが分かる．

　病期が進行すると，関節の腫脹や不安定性が治まってくる代わりに，拘縮と変形が強くなる．すなわち，徒手的に踵骨の外反を矯正することが難しくなり，足部内方では亜脱臼した距骨骨頭部を触れるようになる．それに伴っ

て前足部は全体として外転するが，開張足も進行し，第1中足骨の内反が進行して外反母趾が生じることが多い．全体で荷重を支えている足は，1ヵ所の不具合が全体に波及して構築が破綻するので，全体を診察することが重要になる．

⑩ 足のX線写真の撮り方

a. 足部2方向

　足のX線写真の基本は，足の荷重位正面像（背底像）である．普通，足の2方向撮影の側面像は実は斜側面像である．これは，正確な側面像とすると中足骨と趾骨同士が重なってしまい骨折が発見しにくいからである．しかし，足の骨のアライメントを診るには，荷重位の正確な側面像でなければならない．したがって，足の疾患を診るには荷重位の正面像，骨折を見つけるには非荷重位の正斜側面像を撮影する．荷重位正面像はカセットの上に立って撮るが，非常に正確な計測をするのでなければ，管球を前上方から後下方へ10〜15度傾けると，距骨骨頭部まで読影でき，管球が邪魔にならず撮影も容易となる．

b. 荷重位

　荷重位の撮影は簡単なようで意外とやっかいである．正面像ではカセットの上に立つことになるし，側面像ではカセットを床に垂直に立て，管球を床まで降ろさなければならない．結局は撮影台の上に立ってもらうことになるが，どこかに手すりでもないと結構高くて怖い．木製のカセットホルダーの付いた低い台と非荷重位の側面をとるための椅子，ちょっとした手すりを用意しておくと撮り易い．

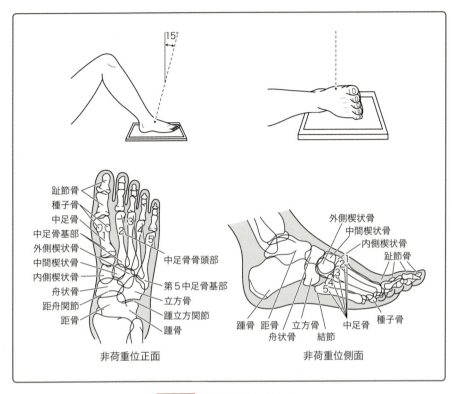

図13 非荷重位X線写真

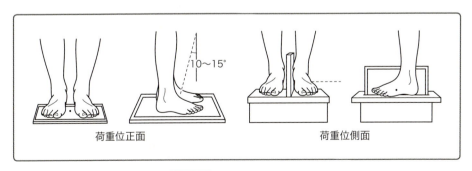

図14 荷重位X線写真

10. 足のX線写真の撮り方

c. 足関節2方向

　足の長軸は第2中足骨である．したがって足関節正面のX線写真は，仰臥位ならば第2趾が真上になる位置で撮影する．距骨滑車の内果面を見たければ母趾が，外果面が見たければ第3趾が真上に来るようにする．距骨滑車は前が広く後ろが狭いので，内果面，外果面いずれにしても関節裂隙を見たければ，足関節はやや底屈位で撮影する．側面は足の内側をカセットに密着させて管球軸を垂直にして撮影する．このとき，腓骨が脛骨に対してやや後方に位置するように撮ると読影し易い．荷重位もこれに準ずるが，中間位以外の肢位での撮影は難しい．

d. 特殊な撮影法

①足関節の外斜側面像（足根洞，後距骨下関節）

　後足部の後距骨下関節や足根洞を見るのに適した撮影法である（図15）．

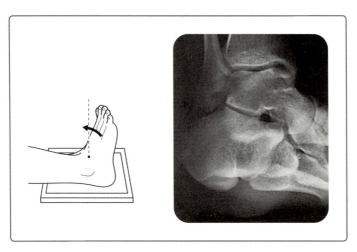

図15 足関節外斜側面像

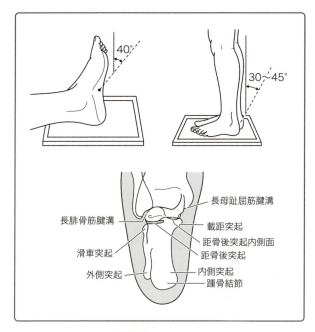

図16 踵骨軸射

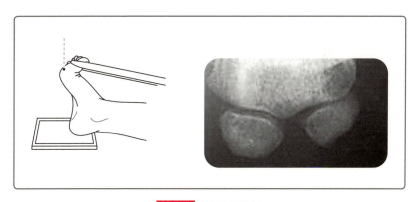

図17 種子骨軸射

10. 足のX線写真の撮り方 ● 87

②踵骨軸射

踵骨結節部や後距骨下関節，中距骨下関節を見る撮影法である（図16）．

③種子骨軸射

種子骨のX線写真は正面，側面以外に軸射が必要である（図17）．

足のX線写真の読み方

a. 心ここにあらざれば

「心ここにあらざれば，見れども見えず」という言葉がある．足のX線写真に限ったことではないが，どこかに何かがあるかもしれないと漠然と見ていては，目に映っていても認識はできない．「そこにそれがあるはずだ」と見れば容易に見出せる所見でも，どこで何を探せばよいのか分からなければ決して見つからない．2度目のX線写真で所見が見つかったとき，最初のX線写真を見直すとなぜこれに気づかなかったのだろうと思うことがよくある．「ここを見てごらん」と指摘された途端に，今まで見えなかった所見が急に見えてくる．しかし，後になって分かったり，教えられたりしているのでは診療はできない．

b. X線写真は補助診断

足に限ったことではないが，診断が頭に浮かぶまではX線写真を見ないのが，X線写真を読む第1のコツである．足では，問診でほとんどの疾患がおおよそ診断でき，診察で診断を確定できる．X線写真はこれを裏付け，さらに治療に必要な細かい情報を得るための補助診断であることを肝に銘じる必要がある．

X線写真は患者に説明し，理解してもらうには良い手段である．しかし，医者は，骨折があるかどうかX線写真を見なければ確信できないようでは，まともな読影はできない．問診と診察で第2中足骨の疲労骨折と診断し，「今ははっきりしませんが，このちょっとしたモヤモヤがそのうちにはっきりし

コラム　種子骨と副骨

「足に骨はいくつありますか？」結構，訊かれる質問である．距骨，踵骨，舟状骨，立方骨，第1～第3楔状骨，第1～第5中足骨，第1～第5基節骨，第2～第5中節骨，第1～第5末節骨で計26個，両方で52個である．しかし，これに種子骨と副骨が加わると，何個とは言いにくい．そのうえX線写真で数えるのと解剖屍体で数えるのでは違う．

母趾のIP関節の種子骨は半数以上の人にあるのだが，指摘するまで見たことのない医者も少なくない．剥離骨折と間違えないように，ある場所だけは覚えておくとよい．

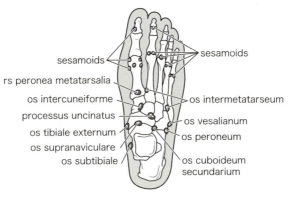

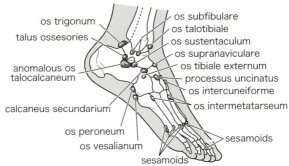

図18 数ある副骨—ひょっとして骨折ではないかも—

てきますから，3週間経ったらX線写真を撮り直しましょう」と言えるくらいの気概が欲しい．逆に足背部の打撲と診断し，「ここに骨折のように見える線がありますが，介達痛もないし，影が対側に抜けていないから，血管が骨に入る孔の影で，骨折ではないでしょう」とも言えねばならない．原則として臨床所見がX線写真よりも優先する．

c. 反対側と比べて

　第2のコツは，迷ったら左右を比べることである．これも足に限ったことではないが，X線写真に自分の診断に即した所見がなくて，逆に診断にそぐわない所見があって困ることも少なくない．片方の足に訴えがあり，反対の足にある，またはないX線写真の所見があれば，疾患と結びつくことが多い．もちろん，左右がまったく対称的であるはずはないが，どこにありそうだと分かっても，何がありそうだと言えない場合には役立つ．ただし，だいたいの診断がついて探すのでなければ，情けないことである．最後の手段として，どちらかを裏返して重ね合わせ，サブトラクションしてみる手がある．アライメントの変化など，正確に計測しないと見つけにくい所見が簡単に分かる．

d. 頭の中でCTを

　第3のコツは，2方向のX線写真から三次元の立体像を想像する訓練を行うことである．最近はCTやMRIが普及し，三次元CTもあるので，たった2枚のX線写真から立体構造を頭の中に描く訓練がされなくなった．しかし，立体構造が想定できれば，変形や転位を正確に捉えられるばかりでなく，一方のX線写真の所見がもう一方ではどう見えるべきであるかを思いながら読影すると，双方が合致すれば読影の正確さを裏付け，相違すれば読み違いの可能性を指摘できる．

e. アニメの世界

　この10年，日常診療で最も変化したものの一つは画像の表示であろう．解

像度で文句ばかり言っていたが，以上で述べてきたX線写真の読影技巧が役立たなくなったせいかもしれない．

　CTもMRIも追従不可能だが，子供のときに楽しんだページめくりが読影に役立つことに気がついた．マウスのホイールで画面を高速でめくってやると簡易アニメになる．ヒトの目も蛙と同じで，動くもの，変化するものには鋭敏だから，流れを追えば見えなかったものが見えてくる．動的サブストラクションとも言うべきものである．

　三次元像は便利な画像だが，これで中身も透けて見えればなと思っていた．歳をとって苦労するのは短期記憶の減退で，正側2方向のX線写真から立体像を想像するどころか，CTやMRIの各スライスを憶えて三次元像に合成することさえ難しい．しかし，同様にアニメ化してやると，短期記憶が消える前に立体構造が頭の中に浮かんでくる．

　日進月歩の世界だから，若い人には当たり前で，すでにソフトもあるのかもしれないが，老人には楽しめる．

コラム　X線写真の望遠鏡

　先輩が紙の筒を望遠鏡のようにして，X線写真を見ていたことがある．ふざけているのかと思って「よく見えますか？」とからかったら，「見える」という返事が返ってきた．先輩が置いていった筒を調べてみたが，ただの筒でレンズも特別な仕掛けもない．同じように筒に目を当ててX線写真を覗いてみた．これが不思議なことによく見える．濃すぎて何も見えなかったX線写真だったが，筒を通して覗いてみると，闇夜のカラスが白いハトのように見えてくるから不思議だ．筒の縁をフィルムにぴったり付けて，周りから光が入り込まないようにするのがコツだ．暗いのに目が慣れるともっとよく見えるので，明るさのためらしい．筒の視野の範囲に注意が集中するせいかもしれない．でもこの方法は，どこを見るか正確に分かっていないと正に的はずれになる．

　逆に薄すぎるX線写真は，斜めに傾けてみると，正面からでは読めなかった像が見えてくる．もちろん傾けすぎれば何も見えなくなるから加減が難しい．

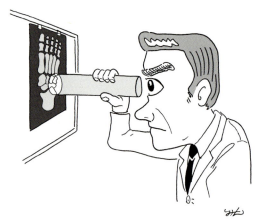

図19　紙筒一本の絶大な威力

第 IV 章

足の治療

　診断がつき，疾患の原因が分かれば，自ずと治療法は決まってくる．しかし，人間が2本足で歩くということから，対応は複雑かつ限られたものになる．靴と足底板は，足の治療に欠かせない重要なものである．サポーターやテーピング，関節の固定装具からギプスに至るまで，多くの器材とテクニックも必要となる．手術には，荷重，歩行からスポーツまでの機能回復が要求される．中枢から最も遠いので，血行や神経の脆弱性が手術の足かせになる．歩行は社会生活で最も基本的な動作なので，術後の具体的な経過を知り，不自由さを最低限に抑えることも重要である．

1 靴選び

　足の痛みの原因の多くは，誤った靴の選択による．足部の疼痛を訴える患者を診察する前には，患者が日常履いている靴をまずチェックしてみなければならない．踵，母趾中足趾節（MTP）関節内側部，小趾MTP関節外側部，中足骨骨頭部足底部の滑液包炎や胼胝による疼痛は，足の変形や骨性の突出が原因ではあるが，靴の選び方でかなり緩和できる．

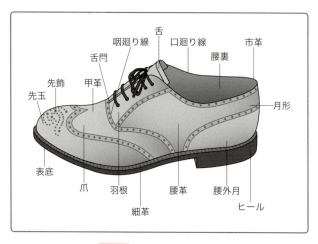

図1 靴の部位の名称

> **コラム　靴選びの流れとチェックポイント**
>
> ①足を測る：夕方になると足はつぶれむくんで，朝に比べ0.5 cm（1サイズ）ぐらい大きくなるので，足の長さ・幅・高さ・周径を夕方に計測してもらい，靴を選ぶ．
> ②足を知る：長さ，足幅（ウィズ），足の付け根（ボール）の幅と位置，アーチの位置を正確に知っている人は少ない．小さめに覚えている傾向がある．
> ③両足履く：10人に1人は，0.5 cm（1サイズ），左右が違う．
> ④立つ：長さ，幅，アーチの高さ，甲の高さ．足の形は，立つと変わる．
> ⑤歩く：足が前後にずれない．踏み返しで靴が曲がる．踵が浮かない，食い込まない．歩くと足の形はもっと変わる．
> ⑥指を入れる（捨て寸）：靴の長さは，つま先を曲げずに先端まで入れたとき，踵の後ろに小指が入る長さが良い．
> ⑦趾を動かす：先玉（趾が入る部分，トーボックス）が高く，中で趾が自由に動かせる．
> ⑧靴の幅は，母趾と小趾のMTP関節間（ボール幅）でぴったりとする幅が良い．狭いのは良くないが，広いのも良くない．
> ⑨母趾のMTP関節が靴の内側の最も広い位置に一致する．

⑩アーチサポートの位置が舟状骨に合っている．
⑪腰革の高さは，外果下端より1 cm下，内果側より低い．
⑫月形（踵の横の革）が踵をしっかり保持している．
⑬踏み返しで甲革に寄る横しわがMTP関節に一致する．
⑭シャンク（靴底に入っている鋼鉄の板）：踵と土踏まずの間で曲がらない靴底の硬さがある．
⑮できれば調節できる紐靴で，ヒールは2〜3 cm，先端は内側に寄っている．
⑯必ず両足で履いて5分以上歩いてみる．

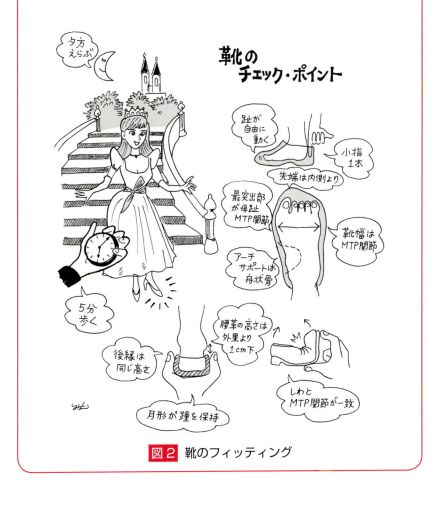

図2 靴のフィッティング

コラム 靴のJIS（日本工業規格）

　足は長さ（足長），母趾と小趾の付け根（ボール）間の幅（足幅，ウィズ），周径（足囲，ガース）を測る．足長は，踵と第2趾の先端を結んだ線に，最も長い趾の先端から垂線を降ろし，その交点と踵までの距離を測る．

　JIS（日本工業規格）による靴のサイズ表示は，踵から先端までの長さ（足長）と，MTP関節部（ボール）の周径（足囲）で表示される．足長は0.5 cmごと，足囲はA，B，C，D，E，EE（2E），EEE（3E），EEEE（4E），F，Gと0.3 cmずつ大きくなる．女性用にF，Gはなく，子供用にはAがない．

　同じ周囲の表示でも，足長が1サイズ（0.5 cm）大きくなると，足囲は0.3 cm大きくなる．足幅は端数が出るので1～2 mm大きくなる．

　日本の規格は足入れサイズといって，履いてみてちょうど合う足のサイズで表示する．欧米ではラスト（木型）のサイズで表示する．

　同じ足囲でも，幅と高さの組み合わせは色々あるので，足長と足囲だけで合う靴を探せるとは限らないが，試すサイズはぐっと少なくなる．同じ足長，足囲でも，趾の長さ，アーチの位置，踵幅などが違うので，これもしっかり合わせる必要があるが，これに関しては規格がないので，出たとこ勝負で探すしかない．

　JIS規格をみるとすべての大きさの靴が市販されているように思うが，売っているのはごく一部のサイズだけである．よく売れるサイズの足の人はいつどこに行っても気に入った靴が買えるが，そこから外れた人はなかなか見つからない．

女性靴

足長		A		B		C		D		E		EE		EEE		EEEE		F		G	
cm	mm	足囲	足幅	足囲	足幅	足囲	足幅	足囲	足幅	足囲	足幅	足囲	足幅	足囲	足幅	足囲	足幅	足囲	足幅	足囲	足幅
19.5	195	183	76	189	78	195	81	201	83	207	85	213	87	219	89	225	91	231	93		
20	200	186	78	192	80	198	82	204	84	210	86	216	88	222	90	228	92	234	94		
20.5	205	189	79	195	81	201	83	207	85	213	87	219	89	225	91	231	93	237	96		
21	210	192	80	198	82	204	84	210	86	216	88	222	91	228	93	234	95	240	97		
21.5	215	195	81	201	83	207	86	213	88	219	90	225	92	231	94	237	96	243	98		
22	220	198	83	204	85	210	87	216	89	222	91	228	93	234	95	240	97	246	99		
22.5	225	201	84	207	86	213	88	219	90	225	92	231	94	237	96	243	99	249	101		
23	230	204	85	210	87	216	89	222	91	228	94	234	96	240	98	246	100	252	102		
23.5	235	207	86	213	89	219	91	225	93	231	95	237	97	243	99	249	101	255	103		
24	240	210	88	216	90	222	92	228	94	234	96	240	98	246	100	252	102	258	104		
24.5	245	213	89	219	91	225	93	231	95	237	97	243	99	249	101	255	104	261	106		
25	250	216	90	222	92	228	94	234	96	240	99	246	101	252	103	258	105	264	107		
25.5	255	219	91	225	94	231	96	237	98	243	100	249	102	255	104	261	106	267	108		
26	260	222	93	228	95	234	97	240	99	246	101	252	103	258	105	264	107	270	109		
26.5	265	225	94	231	96	237	98	243	100	249	102	255	104	261	107	267	109	273	111		
27	270	228	95	234	97	240	99	246	102	252	104	258	106	264	108	270	110	276	112		

（次ページに続く）

図3 靴サイズのJIS―女性，男性，子供（12歳未満）―

男性靴

足長		A		B		C		D		E		EE		EEE		EEEE		F		G	
cm	mm	足囲	足幅	足囲	足幅	足囲	足幅	足囲	足幅	足囲	足幅	足囲	足幅	足囲	足幅	足囲	足幅	足囲	足幅	足囲	足幅
20	200	189	79	195	81	201	83	207	85	213	87	219	89	225	91	231	93	237	96	243	98
20.5	205	192	81	198	83	204	85	210	87	216	89	222	91	228	93	234	95	240	97	246	99
21	210	195	82	201	84	207	86	213	88	219	90	225	92	231	94	237	96	243	98	249	100
21.5	215	198	83	204	85	210	87	216	89	222	91	228	93	234	95	240	97	246	99	252	101
22	220	201	84	207	86	213	88	219	90	225	92	231	94	237	96	243	98	249	100	255	102
22.5	225	204	85	210	87	216	89	222	92	228	94	234	96	240	98	246	100	252	102	258	104
23	230	207	87	213	89	219	91	225	93	231	95	237	97	243	99	249	101	255	103	261	105
23.5	235	210	88	216	90	222	92	228	94	234	96	240	98	246	100	252	102	258	104	264	106
24	240	213	89	219	91	225	93	231	95	237	97	243	99	249	101	255	103	261	105	267	107
24.5	245	216	90	222	92	228	94	234	96	240	98	246	100	252	103	258	105	264	107	270	109
25	250	219	92	225	94	231	96	237	98	243	100	249	102	255	104	261	106	267	108	273	110
25.5	255	222	93	228	95	234	97	240	99	246	101	252	103	258	105	264	107	270	109	276	111
26	260	225	94	231	96	237	98	243	100	249	102	255	104	261	106	267	108	273	110	279	112
26.5	265	228	95	234	97	240	99	246	101	252	103	258	105	264	107	270	109	276	111	282	114
27	270	231	96	237	99	243	101	249	103	255	105	261	107	267	109	273	111	279	113	285	115
27.5	275	234	98	240	100	246	102	252	104	258	106	264	108	270	110	276	112	282	114	288	116
28	280	237	99	243	101	249	103	255	105	261	107	267	109	273	111	279	113	285	115	291	117
28.5	285	240	100	246	102	252	104	258	106	264	108	270	110	276	112	282	114	288	116	294	118
29	290	243	101	249	103	255	105	261	107	267	110	273	112	279	114	285	116	291	118	297	120
29.5	295	246	103	252	105	258	107	264	109	270	111	276	113	282	115	288	117	294	119	300	121
30	300	249	104	255	106	261	108	267	110	273	112	279	114	285	116	291	118	297	120	303	122

小児靴

足長		A		B		C		D		E		EE		EEE		EEEE		F		G	
cm	mm	足囲	足幅	足囲	足幅	足囲	足幅	足囲	足幅	足囲	足幅	足囲	足幅	足囲	足幅	足囲	足幅	足囲	足幅	足囲	足幅
10.5	105			98	40	104	42	110	44	116	46	122	48	128	50	134	53	140	55	146	57
11	110			102	42	108	44	114	46	120	48	126	50	132	52	138	54	144	56	150	58
11.5	115			106	43	112	45	118	48	124	50	130	52	136	54	142	56	148	58	154	60
12	120			110	45	116	47	122	49	128	51	134	53	140	56	146	58	152	60	158	62
12.5	125			114	47	120	49	126	51	132	53	138	55	144	57	150	59	156	61	162	63
13	130			118	48	124	51	130	53	136	55	142	57	148	59	154	61	160	63	166	65
13.5	135			122	50	128	52	134	54	140	56	146	59	152	61	158	63	164	65	170	67
14	140			126	52	132	54	138	56	144	58	150	60	156	62	162	64	168	66	174	69
14.5	145			130	54	136	56	142	58	148	60	154	62	160	64	166	66	172	68	178	70
15	150			134	55	140	57	146	59	152	62	158	64	164	66	170	68	176	70	182	72
15.5	155			138	57	144	59	150	61	156	63	162	65	168	67	174	69	180	72	186	74
16	160			142	59	148	61	154	63	160	65	166	67	172	69	178	71	184	73	190	75
16.5	165			146	60	152	62	158	65	164	67	170	69	176	71	182	73	188	75	194	77
17	170			150	62	156	64	162	66	168	68	174	70	180	72	186	75	192	77	198	79
17.5	175			154	64	160	66	166	68	172	70	178	72	184	74	190	76	196	78	202	80
18	180			158	65	164	67	170	70	176	72	182	74	188	76	194	78	200	80	206	82
18.5	185			162	67	168	69	174	71	180	73	186	75	192	78	198	80	204	82	210	84
19	190			166	69	172	71	178	73	184	75	190	77	196	79	202	81	208	83	214	85
19.5	195			170	70	176	73	182	75	188	77	194	79	200	81	206	83	212	85	218	87
20	200			174	72	180	74	186	76	192	78	198	81	204	83	210	85	216	87	222	89
20.5	205			178	74	184	76	190	78	196	80	202	82	208	84	214	86	220	88	226	91
21	210			182	76	188	78	194	80	200	82	206	84	212	86	218	88	224	90	230	92
21.5	215			186	77	192	79	198	81	204	83	210	86	216	88	222	90	228	92	234	94
22	220			190	79	196	81	202	83	208	85	214	87	220	89	226	91	232	94	238	96
22.5	225			194	81	200	83	206	85	212	87	218	89	224	91	230	93	236	95	242	97
23	230			198	82	204	84	210	87	216	89	222	91	228	93	234	95	240	97	246	99
23.5	235			202	84	208	86	214	88	220	90	226	92	232	94	238	97	244	99	250	101
24	240			206	86	212	88	218	90	224	92	230	94	236	96	242	98	248	100	254	102
24.5	245			210	87	216	89	222	92	228	94	234	96	240	98	246	100	252	102	258	104
25	250			214	89	220	91	226	93	232	95	238	97	244	100	250	102	256	104	262	106
25.5	255			218	91	224	93	230	95	236	97	242	99	248	101	254	103	260	105	266	107
26	260			222	92	228	95	234	97	240	99	246	101	252	103	258	105	264	107	270	109

 続き

コラム　靴の難民

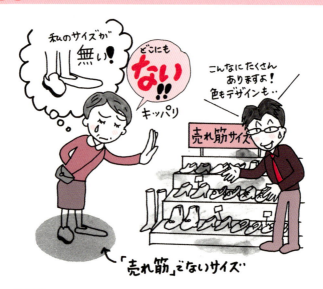

図4　売れ筋から外れた人に合う靴は，JIS規格にあっても，靴屋では売っていない

- 試しに靴を履いてから買える，
- シューフィッターのいる，
- なるべく品揃えの豊富な店に，
- 1日掛けるつもりで，
- 予算，目的，種類，色，デザインをあらかじめ決めて，
- 自分の足を計測してもらい，
- 自分の予算，目的，種類，色，デザインをはっきり告げ，
- それにかなう靴を3種類出してもらい，
- 履いてみて最も合う靴を選び，
- 合った靴があれば，買う意志を明示して，5分間歩いてみて（なければ，もう3種類出してもらい，2回繰り返してだめなら，諦めて帰る），
- 歩いて支障があれば，調節できそうなら買ったうえで調節してもらう（できそうもなければ謝って帰る）．

- 合って気に入った靴が見つかれば，同じメーカーの同じブランドの同じデザインの靴を履き続ける．

JIS規格が合っていても自分の足に合うか合わないかは時の運だから，自分の足が規格から外れる人は一度合った靴を見つけたら，握って放さない覚悟が必要である．

❷ 靴の補正

　足の変形のために合わない場合には，口紅や印肉を痛む所に塗り，靴を履かせて転写し，靴のどこが合わないかを確かめ，靴を補正する．市販の靴革用軟化スプレーやエクスパンダーで，疼痛部の革を軟らかくして広げるだけでも，多くの症例に対処できる．一部分を圧し出すには球環鋏（図5）という特殊な工具を使う．もっと重要なのは，まず，伸ばすべき部位の革が伸び易いことで，切り返しや縫い目がこない靴を選ぶことである．

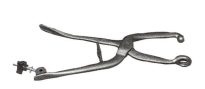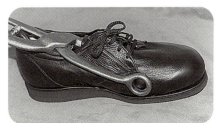

図5　靴を補正する―球環鋏―

3 治療靴―靴底の工夫―

　靴底は直接大地に接し，人間と外界を繋ぐ重要なインターフェイスである．これを操作することにより，荷重が足に与える影響を変え，足を治療することができる．

a. メタタルザール・バー

　「中足骨桟（ちゅうそくこつさん）」と訳されているが，要は下駄の歯である．前足部の荷重は中足骨骨頭部に掛かり，中足骨骨頭部痛やモートン（Morton）神経腫の原因になる．メタタルザール・バーはゴムでできた細長いブロックであり，中足骨の中央部に付け，骨頭部の圧を減らす．末梢に寄りすぎれば骨頭に圧が掛かるし，中枢に寄りすぎれば靴先が踏み返しの早期に着いてしまい，付けていないのと同じになる．ロッカーボトム（後述）と同様に踏み返しを助け，MTP 関節の背屈を抑制する．中足骨骨頭の列に平行に置くが，斜めになるので踏み返しがしづらくなるため，踏み返しに合わせて長軸に垂直に付けることもある．斜めに付けると角度によって踏み返しを調節したり，内がえし，外がえしを誘導したりできる．

b. ロッカーボトム

　「揺り椅子のような靴底」という意味である．靴と下駄の違いは色々あるが，下駄は硬く MTP 関節で曲がらない特徴がある．それでも踏み返しに不自由を感じないのは下駄の歯を中心に回転するからである．強剛母趾や足関節変形性関節症では踏み返し時の MTP 関節や足関節の背屈が痛みの原因になるが，ロッカーボトムにすると関節を曲げなくても踏み返しが可能となり，痛みが軽減する．足関節固定術はよく行われる優れた手術だが，術後にはロッカーボトムが必須である．曲率に加え，メタタルザール・バーと同様，高さ・位置・角度により効果が大きく変わるので調節が大切である．

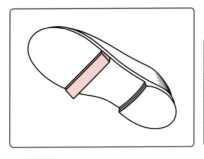
図6 メタタルザール・バー

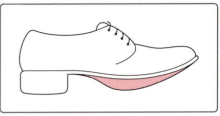
図7 ロッカーボトム

c. フレアー・ヒール

靴の踵を「ハ」の字に末広がりにすれば，踵の内反，外反が安定する．普通，足関節は内反し捻挫になり易い．特に足関節外側靱帯の機能不全があると捻挫を繰り返し易いので，踵の外側をフレアーヒールにより末広がりにすると防止できる．中枢神経系の障害で起立歩行が不安定な人にも使われる．安定性は高まるが，踵着床時に踵の内外反が妨げられるので，強すぎるフレアーは歩きにくくなることも知っておく必要がある．

d. トーマス・ヒール

外側を前方に延長したヒールのことで，足関節の回外を抑制して捻挫を防止する．

e. SACH

solid ankle cushion heel の略称で，踵の後ろを斜めにカットし，硬質スポンジで埋めた踵である．踵の後縁が着床するときにつぶれ，足関節の運動を補助する．

f. ウェッジ（楔）

踵と前足部に，それぞれ内側と外側のウェッジがある．前足部の外側

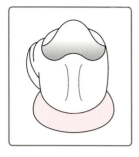

図8 フレアー・ヒール

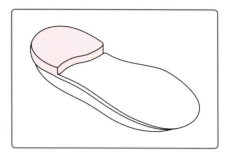

図9 トーマス・ヒール

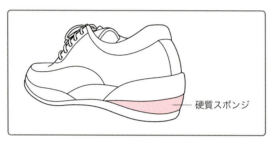

硬質スポンジ

図10 SACH

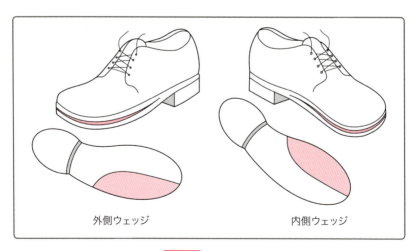

外側ウェッジ　　　　内側ウェッジ

図11 ウェッジ

ウェッジはショパール（Chopart）関節の回外（内捻）抑制，前足部の内側ウェッジはショパール関節の回内（外捻）抑制，踵の外側ウェッジは距骨下関節での踵骨の内反抑制，踵の内側ウェッジは踵骨の外反抑制となる．それぞれ組み合わせて使えるが，履いている靴の減り方から適切なウェッジを推定できる．踵のウェッジはしっかりとした月形と併用する．

g. シャンクの延長

靴底にはシャンクといって，鋼鉄の板が踵からMTP関節列（ボール）の寸前まで入っている．これをつま先まで入れると下駄と同様MTP関節での背屈が抑制される．ロッカーボトムと併用すれば，MTP関節，足根間関節の安静に役立つ．

4 フットケア用品

古くから靴による足の痛みに悩まされてきた欧米では，多くのフットケア用品が市販されている．胼胝（タコ）や鶏眼（魚の目）に対する保護パッド，アーチサポート，靴擦れ防止のパッド，踵や足底のクッション，趾のセパレーターなど，安価で簡単に使用できる便利な製品が日本でも市販されている．

a. パッド

パッドは，フェルトやゲル状のプラスチックで作られた圧を弱めるための軟らかいパッドと，支えたり圧迫したりするためにある程度の硬さを持ったパッドの2種類がある．緩衝材としてのパッドは，患部を覆うように貼り，靴や床からの圧迫を分散し弱める．周辺部で荷重を支え，患部への圧迫を逃がすパッドは，患部に当たる部分をリング状や「U」字状に切り抜いたり薄くしたりして，患部に当たらないように貼る．

骨性の突出が強い場合は，リング状のパッドを周囲に貼って平らにしてから，緩衝用のパッド（**図12の1〜12**）で覆う．圧迫のためのパッドは一定

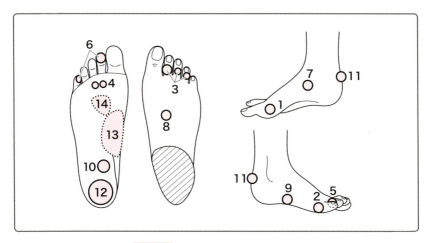

図12 各種パッドを貼る位置

1：外反母趾のMTP関節内側
2：内反小趾のMTP関節外側
3：槌趾のPIP関節背側
4：中足骨骨頭部底側の有痛性胼胝
5：趾間の鶏眼
6：マレット趾・カーリー変形（curly toe）の先端
7：有痛性外脛骨の内側
8：足根骨瘤の背側
9：軽度内反足の第5中足骨基部外側
10：足底腱膜付着部炎・踵骨棘・踵骨褥の踵裏
11：パンプバンプ・ハグルンド（Haglund）変形・アキレス腱付着部炎・アキレス腱付着部の骨棘の踵後方
12：ヒールカップ（踵に敷くシリコンゴムでできたカップ状の緩衝材）
13：アーチサポート（扁平足のアーチを高めるために土踏まずに貼る）
14：中足骨パッド（開張足の横アーチを高めるために中足骨骨頭の中枢部に貼る）

の厚みと形，硬さを持っており，圧迫したい部位に貼る．圧迫用のパッド（**図12の13，14**）はいずれも矯正のために圧迫するが，比較的荷重を受けない土踏まず，中足骨中央部にも荷重を分担させ，他の部分への荷重を減らす役割を兼ねる．

b. セパレーター

母趾と第2趾の間に挟む，シリコンゴムでできた三角柱の形をした外反母趾用のセパレーターがよく知られている．そのほか櫛の歯のように，趾の間に挟み込んで趾間を広げるものもある．チューブ状に趾にかぶせて，隣接趾との緩衝材として趾間の鶏眼に使用するセパレーターとパッドの中間のようなものもある．足袋は日本古来のセパレーターで，最近は足袋ソックスとか5本趾ソックスなど，海外では見られない製品もある．

c. スプリント

外反母趾を矯正するスプリントには，板バネや硬いプラスチックを用いた，夜間に靴を履かないときに使用するものと，軟らかいプラスチックを用いた靴の中で使用するものがある．槌趾を矯正したり，交差してしまう趾を固定したりする，趾の下に敷くスプリントもある．足関節を固定するスプリントには，内果・外果の膨らみをかたどったスプリントをサポーターで固定するものや，エアーキャストといって空気圧で固定するものがある．

d. サポーター

足関節は膝と同様，保温用の緩くて軟らかいサポーターから，ゴムバンド，ウレタン，マジックベルト，プラスチックのスプリントを組み込んだ固定力の強いサポーターまで色々とある．足関節を固定するばかりでなく，足部全体を締めつけて足の筋肉ポンプ（後述，107ページ参照）を助けるサポーターもある．

e. テープ

テーピング用テープは皮膚との固着性が優れている．それでも，皮膚に平行な張力に対する固着力は，貼ってから30分で急激に低下することが実験で証明されている．これは一見不都合な性質にみえるが，逆に初期の固着力が維持されたままスポーツを続けたとすれば，皮膚は水疱を形成し，大変なこ

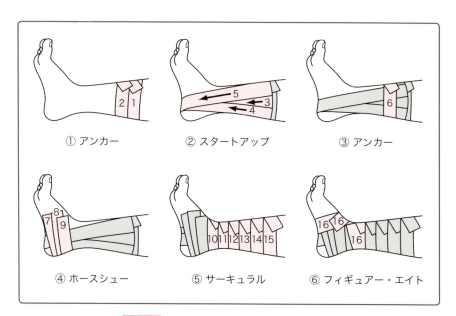

図13 足関節固定用テーピングの手順

とになるであろう．テープ同士を貼り付けた場合，その固着力はずっと長い間持続し，テープの伸縮性もなくなるので，テープを1周巻き，テープ同士を貼り合わせるのは絞めすぎの危険性をいつもはらんでいることを知らねばならない．また同様に，伸縮性のないテープを足に巻いて荷重したときの圧迫力は強力であり，荷重による断面形状の変化に伴う周径の変化をテープで制限したときの内圧の上昇は強大である．テープによる足の筋肉ポンプの効果は弾性ストッキングの比ではないが，それだけに神経麻痺や皮膚障害に気をつけねばならない．また，筋の走行に沿って貼る伸縮性のあるテープも売られているが，安全ではあるものの皮膚の刺激による効果以上のものは考えられない．

f．伸縮性（エラスティック）ストッキング

伸縮性の強い素材で作られたストッキングが静脈瘤や浮腫の防止用として

市販されている．先端の形状，長さ，緊迫の部位と程度などに関し色々なものがある．伸縮性が強いほど効果があるが，中枢を締めすぎると逆効果になりかねない．緊迫するだけでは効果が少なく，歩くことにより下腿の筋肉を動かして初めて血液が心臓に戻り，うっ血や浮腫を軽減する．

　最近でも，エコノミーシート症候群が話題となるが，足に行った血液が心臓に還流するには筋肉の運動が必須である．一度毛細血管を経た血液には心臓に戻るだけの圧力は残っていないので，1m近い落差に逆らって心臓に戻るには血液を押し上げるポンプ〔これを足（脚）の筋肉ポンプと呼ぶ〕が必要である．静脈は動脈と異なり，壁は薄く，弁を持っている．この弁は，末梢から中枢には血液を通すが，中枢から末梢に血液が戻ろうとすると閉じて通さない一方通行の弁（逆流防止弁）である．筋肉が弛緩していると，静脈も弛緩し拡張して血液で満たされるが，中枢から末梢に向かう流れは弁が阻止するので，末梢からだけ血液が流れ込む．筋肉が緊張すると静脈は外側から押しつぶされ，血液は排出される．このとき弁に邪魔され，血液は末梢の方向に流れず，中枢に向かってのみ流れるのである．1本の静脈には複数の弁があるので，血液は2つの弁に挟まれた空間をバケツリレーのように中枢に向かって運ばれていく．

　ストッキングで強く絞めすぎれば，筋肉が弛緩しても静脈は末梢からの新たな血液で満たされず，血液の循環が妨げられる．したがって，ゴムのように単に伸縮性が強いだけでは，静脈瘤を押しつぶすだけで，循環を助けうっ血や浮腫を改善することにはならない．筋肉が弛緩したときには圧迫されず，緊張したときだけに圧迫が働く腸詰の皮のような材質のほうが，かえって循環改善には望ましい．

　ストッキングの上下両端は補強されていて圧迫力も強い．中枢の腓骨などでの腓骨神経，末梢の第2中足骨基部での深腓骨神経の圧迫による障害があるので，注意を要する．

g. コンフォート・シューズ

　コンフォート・シューズが流行している．「コンフォート（comfort）」，す

> **コラム　広すぎる靴の弊害**
>
> 　最近，外反母趾が注目されるようになって，靴屋では幅の広い靴，大きな靴を勧める傾向がある．患者も靴が当たらないので痛みがなく，喜んで勧めに乗る．しかし，外反母趾に良い靴は，幅が広くてバニオン（腱膜瘤）が当たらないことではない．足には合っていて，バニオンの部分だけ当たらないように押し出されて改良されているのが良い靴である．「コンフォート・シューズ」とか「ドイツの整形靴」「注文靴」と称して，単に幅広でバニオンが当たらないだけで，足に合っていない靴を履いていると，横からの支持性がないので開張足が進んだり，緩すぎて槌趾になったりする．
>
>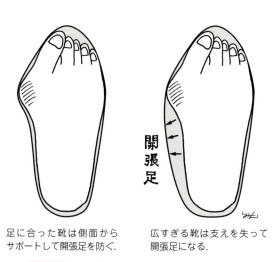
>
> 足に合った靴は側面からサポートして開張足を防ぐ．　　広すぎる靴は支えを失って開張足になる．
>
> **図14** 幅の広すぎる靴は開張足の原因

なわち「気持ちが良い」とか「快適で苦痛のない」靴というわけだが，他の靴がみんな気持ちが悪く，不快で苦痛のある靴というわけではない．一般にそうした靴は幅広で甲高で，要するに締めつけないということらしい．踵にクッションが入っていたり，アーチサポートが入っていたり，中敷きが厚

かったりすることもある．そのために深めの靴が多い．コンフォート・シューズが足に良いかというと，微妙な問題がある．先細のハイヒールに比べれば天地ほどの差があるにしろ，すべての靴の障害，足の障害がこれで癒されるような宣伝は，誇大広告と言わざるを得ない．

ずっと裸足で育った人は別にして，現代人は多かれ少なかれ，靴で足の形を支えている．特に中年以降の女性は横アーチが低下する．このとき側方からの支えがなくなると開張足が増悪する．特に外反母趾の女性は母趾のMTP関節の内側に痛みがあるので，ここが当たらなければ良いということで，ただ幅が広いだけの靴をコンフォート・シューズや外反母趾用の靴と称して勧められ購入している．こうした靴を履くと中足部から踵にかけての側方からの支持がなくなり，外反母趾を進行させ，開張足や踵骨外反を起こす危険性がある．そのうえ，むやみにアーチサポートや足底板を追加するから深さや厚みが足りなくなり，踵がすっぽ抜けたり，甲やつま先が当たる．すると，さらに幅広の靴を勧められ，泥沼にはまっているケースが後を絶たない．

h. ドイツ製の整形靴

ドイツ製に限らず「整形靴」と名付けた靴が市販されている．「整形」，すなわち"orthopedic"の訳語で，"ortho"は「型が変わる」「形を変える」，"pedi"は「子供」と「足」の両方に語源を持つ．すなわち"orthopedic"とは，「子供や足の形を変える」ということである．日本に整形外科が創立されたとき，「整形」という言葉を創り，"orthopedic"の訳語としたわけである．言い得て妙であり，「形を整える」のであるから，単に「子供や足の形を変える」より，ずっとよい響きを持っている．

「ドイツ」という言葉も，日本人にとって特別な響きがある．丈夫な，しっかりした，科学的な，理論的なという感じを持つ人が多い．特に，戦前の医学がドイツから輸入され，最近まで医者がドイツ語もどきの単語をカルテ（これ自体がドイツ語だが）に書いていたので，ドイツというと「医学の本場」と思われていた．そのうえ，日本は靴の習慣が浅く後進国で，欧米は先進国と考える人が多い．だからドイツ製の整形靴というと，いかにも科学的

な，しっかりした，整形外科医が治療に使う，優れた靴という響きを持つ．
　しかし，ドイツと日本では，社会的背景が大きく異なることも知らねばならない．多くのドイツの母親は，子供のときからしっかりした靴を履かせて，子供の足を靴の形にはめ込むことが大切と考えている．1日の大半を，靴を履いて過ごす以上，靴に合った足の形が望ましいとか，かちっとした同じような足の形に揃うのがよいと育児書に書いてある．それに対して，日本では屋内では裸足だし，会社に行ってもサンダルに履き替える人が少なくない．幸せなことに，靴に足を合わせろという言葉は帝国陸軍とともに消え去った．日本には，子供に硬い靴を履かせる習慣はなく，裸足を奨励する傾向もあり，必ずしもドイツの靴文化をそのまま受け入れる素地はない．
　森鷗外がドイツに留学していた頃は，扁平足が全盛の時代で，ドイツの大学病院の整形外来の患者の2/3が，扁平足障害と診断されていたという．帝国陸軍の軍医総監にまでなった森鷗外は，扁平足だと行軍に差し支えるとして，徴兵検査で甲種合格にしなかった．扁平足は疲れ易く，長く歩けない，だからしっかりした靴で足の型を決める，という考えの歴史は結構古く，その根はドイツにあるらしい．
　医療用というと，いかにも効き目がありそうなので，靴下から胃潰瘍の薬までよく売れる．しかし，もしそれほどの効果があるとすれば，副作用や害も同じだけ強いはずである．整形靴が医療用の靴型装具に近いものならば，一般に市販する意味はないどころか危険でさえある．

i. 健康サンダル

　イボイボから，コルクの足底板もどき，鼻緒付きから木靴型まで，健康に良いとされるサンダルが数多く売られている．足に良いというのと，体に良いという2種類があり，両方に良いという欲張ったものもある．不思議なことに健康靴というのには余りお目にかからない．サンダルのほうが，蒸れない，風通しがよいというわけだろうか．いずれのサンダルも刺激的とも言えるほどの硬めの底で，スパルタ的でさえある．精神的，感覚的な面が多いが，体に良いというのは言いすぎでも，足に関心を持つことにもなり，長距離の

> **コラム** 扁平足は歩行能力を低下させる？—森鷗外と扁平足信仰—
>
> 　なぜこれほどに扁平足が騒がれ，忌み嫌われるのであろうか？　森鷗外こと森林太郎陸軍軍医総監がその発端という説がある．本文でも書いた通り，明治初期にドイツに軍医として留学した森鷗外が，帰国後，行軍に差し支える扁平足は兵士に相応しくないとして，徴兵検査の項目に入れたためと言う．徴兵検査という大人への通過儀式において，甲種合格というお墨付きが得られないことは，本人にとっても親にとっても一大事であった．実際には，欠格事項に「扁平足」と書かれていたわけではなく，足部に「畸形」を持つ者が不適格とされ，扁平足は例示に過ぎなかったのだが，運用において「土踏まずがない」は即「扁平足」，すなわち「足の畸形」とされ，扁平足悪者説が広まったとしても不思議はない．
>
> 　では，扁平足の人は本当に兵士として不適格だったのであろうか？　当時の農村では裸足で働くのが当たり前であり，厳しい農作業に耐える足は，大地を掴んで踏ん張るために，足底筋群は強く大きくなり，土踏まずは埋められて平らとなり，当時の診断基準からすれば扁平足となる．逆に，小さいときから履物を履いて，さほどの肉体労働もせずに育った都会の子供は土踏まずがあり，扁平足ではないが，兵士に適しているとは思えない．もしかすると金持ちで高学歴の都会の子のほうが，貧乏で低学歴の農村の子よりも合格し易い制度としたほうが偉い人の受けが良かったのかもしれないと邪推したくもなる．

歩行に履くのでなければ健康的かもしれない．歩き易い靴は足を鍛えないということだろうか…

j. 竹踏み

　イボイボの健康サンダルと同様，足の裏からの刺激で，足も体も健康になるという．足の裏の筋肉は，手のひらに比べてよく発達している．趾を動かす筋肉なのだが，そんなに働いているのかと疑問に思うほど発達している．アーチの維持にも関与しているので，いつも緊張を強いられ，結構疲れて凝ってくる．土踏まずは普通圧迫されないので，竹踏みは，肩叩きや肩凝り

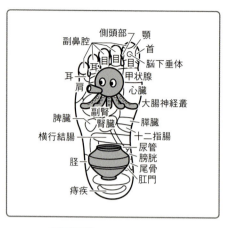

図15 足の裏のツボ
蛸（胼胝）が居れば壺（局）もある？

をもんでもらうのと同じで，マッサージ・指圧効果が著しい．足も動かすから，ポンピング効果でうっ血や浮腫にも良いだろう．でも，太さはともかく，「青竹が良い」「いや孟宗竹でなければ」と言われると眉唾である．いずれにしても，自然に親しみ，適度に足を動かし刺激することは健康に良い．

k. 足のツボ，足裏マッサージ

　足の裏には胼胝〔蛸（タコ）〕が居るのだから局〔壺（ツボ）〕があってもおかしくない．これは冗談としても，足の裏の局の指圧は大流行である．東洋医学には疎いので，局が何たるかはよく分からないが，足底の神経が筋膜を貫く場所は押すと気持ちが良い．小さな筋肉が沢山あって，骨に向かって圧迫できるので，これも圧迫すると気持ちが良い．1日歩くと，足底の筋肉は腫れて軽いコンパートメント症候群の状態になっているから，ポンピングしてやればもっと気持ち良い．足の裏に体中の病気のもとがあるとは思わないが，1日中働かされて腫れ上がった足を押してもらえば気持ち良いことは間違いない．

l. 代替医療，伝統医療

　日本には鍼灸マッサージという伝統的な代替医療があるうえ，世界中から代替医療が流れ込み，足だけに限っても，多くの代替治療法が跋扈（ばっこ）している．「米国で認められている」「ドイツの資格を持っている」「フランスで勉強した」「イギリスに留学して学んだ」と色々だが，外国でも行われていることを保証書のように掲げている．昔は欧米志向が強かったが，最近は中国，タイと，オリエントの神秘指向が強くなっている．もともとが輸入文化の国だから止むを得ないとはいえ，どこの国のものでも代替医療は代替医療で，米国の医師免許が日本で使えないのとは意味が異なる．あたかも外国では素晴らしい治療として公認されているのに，日本だから認められていないように宣伝するのが常套手段である．代替治療は限界と危険性をわきまえ，あくまで自らの責任で受ける性質のものである．

m. 市販の足底板やウェッジ

　単なる中敷きではなく，アーチサポートや，中足骨パッドの付いた足底板や，足底ウェッジの既製品が市販されている．構造が単純で，簡単に作れるから，値段も張らず取っつき易い．しかし，パッドやウェッジの影響は反力だから，作用する力は体重に匹敵し，効果も著しいが，誤った使い方をすれば副作用も大きい．医者が処方したウェッジの足底板でも，膝に思わぬ痛みを生じることがしばしばある．中足骨パッドが中足骨骨頭部にかかって，かえって痛みが増す患者も多い．ただ，多くの市販品は高さも低く，材質も軟らかいものが多い．値段もさほど高くはないので，やってみて痛ければさっさと捨てる気なら，害は少なく当たればめっけものである．それどころか自分の感覚で細かく位置を調節すれば，医者任せ，装具士任せで，まともに調節しなかったオーダーメイドの足底板より良いことはいくらでもある．まずは，高価な足底板を作製するより，スポンジやウールのフェルトでできた厚めの中敷きを試すのは良い選択である．

n. 杖

　「転ばぬ先の杖」と言うが，足に限らず，下肢には最良の治療法である．ところが，これほど毛嫌いされ，馬鹿にされる治療法もない．いわく，格好悪い，年寄り臭い，手がふさがる，重いなど，杖をつかない理由に限りはない．しかし，どれをとっても，荷重を軽減し，起立や歩行を安定させ，無理な力，打撲，捻挫，骨折から下肢を守る効果が，単純な1本の棒から得られるという有利さに敵う理由はない．変形性の股関節症・膝関節症・足関節症，いずれの治療でも第一選択である．

　単純な棒と言っても，杖には色々ある．グラスファイバーでできた軽くて丈夫な杖も市販されている．カラフルで綺麗な模様が入った杖も注文できるようになり，女性にも喜ばれている．癌が骨盤や下肢に骨転移した患者が，1本の杖のお陰で1年近く歩ける場合も少なくない．握り易く，丈夫で軽いことが大切で，肘を30度曲げて，足先の15 cm前，15 cm横につける長さがよい．

o. 松葉杖

　不思議なことに，松葉杖は医療施設で用意し，無料で貸し出すことになっていて，健康保険では請求できない．松葉杖は永遠に使えて，壊れないものと思われているらしい．費用が請求できなければ，少々高くても良質の松葉杖を揃えておこうなどという医療施設は少なく，需要がないから良いものもなかなか開発されない．もっとも，損料として1日いくらとお金を徴収するところが増え，患者も借り賃として納得しているせいか文句も聞かない．お陰で，キャプテン・キッドばりの木製の松葉杖だけでなく，ジュラルミン性の軽くて丈夫で長さも合わせ易い松葉杖が揃えられるようになった．

　その形から「松葉」杖と呼ばれている杖は，腋窩支持クラッチで，脇当てがあり，腋窩部と手で体重を支えることができる杖である．しかし，腋窩で体重を支えると，「松葉杖麻痺」といって腋窩神経麻痺を起こすことがあり，手で体重を支えることが原則である．杖と同様，15 cm前，15 cm横に，肘

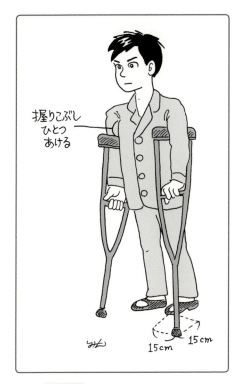

図16 適切な松葉杖の長さ

を30度曲げ，腋窩はこぶし一つ分の余裕をとってついたときにちょうど良い長さと握りの位置に調節する．

　そのほか，ロフストランド・クラッチと言って，1本の脚，体重を支える握り，前腕を支えるカフの付いた杖や，エルボー・クラッチと言って，1本の脚，握りの付いた肘受け台を持ち，それで体重を支える杖がある．先端が3，4，5本に分岐した脚と，1つの握り手を持った杖を，それぞれ三，四，五脚杖と呼ぶ．能力に合わせて選ぶことと，調節すること，慣れることが重要である．

　チップと呼ばれる先ゴムは，凹面でウエストがくびれており，床に平行に

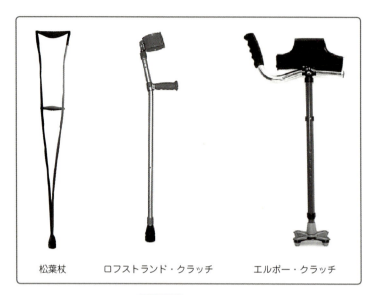

図17 色々な杖

松葉杖　　ロフストランド・クラッチ　　エルボー・クラッチ

曲がって密着し吸着する．タイヤと同様，消耗品であるから，長期に使用するときは，点検，交換を忘れてはならない．アイスグリッパーは，金具を反転すると凍った路面でアイスピックとして使える．

❺ 足底板（インソール）

　足底板は足の下に敷く板状の装具である．インソール（中敷き）と言うくらいだから靴の中に入れて使うが，日本では裸足で屋内を歩く時間が長いので，バンドを付けて靴を履かずに使用するタイプもある．靴，特に靴底とは正に表裏一体であり，機能を補完するが，逆に効果を相殺してしまうこともある．

a. 足底板の種類

その働きは，①材質と厚さにより圧迫力を変え，②形状（凹凸）により荷重分布を変え，③傾斜によりアライメント（肢位）を変え，④長さや剛性によりMTP関節を中心に関節の運動を抑制することである．各々は密接に関連し影響し合っているので，1つの因子を変化させると他の因子も変化し，全体の効果は変わってしまうため，これを予測することは難しい．また，起立時と歩行時の働きは異なり，効果が相反することも少なくないので，基本的な作製の指針はあるが，最終的には患者の感覚を頼りに，試行錯誤を繰り返して妥協点を探ることになる．したがって画一的に，アーチサポート，中足骨パッドを付けた足底板を装用させることは危険である．

b. 足底板と靴

1．足底板を入れると靴が合わない

当たり前の話だが，足に合っていた靴に足底板を入れれば，靴は足に合わなくなる．大きすぎる靴を買ってしまったとき，中敷きで足に合わせることを考えれば，当然である．

2．足底板用の靴

足底板用の靴は，初めから足底板が入っていて，取り外しが自由な靴である．残念ながら，足底板用の靴は，日本では一般には市販されていない．そのため，欧米の足底板用の治療靴，整形靴を輸入することになるが，一般的とは言いにくい．そこで，いわゆるコンフォート・シューズとして作られたり，輸入されたりされている靴の中で，中敷きが厚く，取り出せるものを選ぶか，足底板を作ったうえで，足底板を付けて合う靴を選ぶしかない．足底板を入れるのに適した深底の靴は，男性靴にはあっても，女性靴には少ない．なおかつ，女性は色，デザインにこだわるばかりでなく，紐靴そのものをいやがる傾向がある．なかでもパンプス，ハイヒールとなれば，なるべく薄手の足底板を作製して，後は気長に合う靴を探すしか手がない．最近はアーチサポートを組み込んだ靴もあるが，取り外せない場合は足底板をその上に重

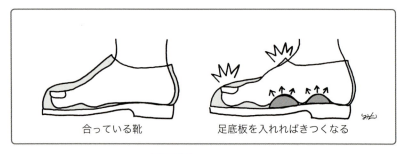

合っている靴　　足底板を入れればきつくなる

図18 足底板と靴

ねて入れるわけにはいかない．

3．靴なしの足底板

　インソール（insole）とは靴の敷革のことだから，靴を履かずに使うことは想定されていない．しかし，日本では，特に中年以降の女性は，屋内は裸足で過ごす時間が長いため，靴に入れる足底板を作製しても装用する時間が短い．そこで，バンドを付けて直接足に装着する靴なしの足底板を作ることも少なくない．その場合には，靴底がないので，いくら屋内のみの歩行といっても，ある程度の強度が必要となり，厚めの足底板となる．また，畳での生活を考慮する場合には，立ち座りに，利き足の踏み返しを考えざるを得ない．そのため，強剛母趾用のMTP関節の運動を抑制する足底板でなければ，MTP関節を外した短めの足底板になる．バンドを付けても位置がずれ易いので，足底板を装用した上から靴下や足袋を履く．しかし，足底板は靴の中敷きとして作られるものなので，できれば日本家屋の中でも薄手のズック靴をスリッパ代わりに履かせて，その中に入れるほうが作り易い．

c．足底板の要素と効果

1．基　盤

　靴底に合わせた中敷きで，靴の中でずれないように形を合わせる．採型ギプスで踵，中足骨骨頭，趾先部の膨らみ，土踏まず，MTP関節部の凹みを型採ると同時に，荷重する床面の板の剛性を高める．曲がらない硬い材質で

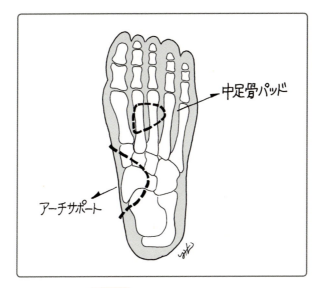

図19 基礎となる足底板

つま先まで作れば，靴のシャンクを延長してMTP関節の背屈（踏み返し）を抑制する代わりになる．陥凹を付けるためには，その深さ以上の厚みが必要になる．また，軽度の内側および外側ウェッジを付けることができる．

2．アーチサポート

　縦アーチを下から支える．舟状骨前縁を頂点とし，広さは末梢が中足骨頚部，中枢が踵骨結節部前縁，内側が舟状骨内側結節，外側が長母趾屈筋腱直下で，高さは荷重位の採型ギプスで基準を決めて調節する．アーチサポートは，本来，荷重を支えない土踏まずで荷重を分担するので，他の部分の荷重を軽減する．アーチサポートを高くすれば，第1中足骨骨頭部や踵部の圧は減る．しかし，これは土踏まずで体重を支えるだけでなく，内側ウェッジとして足を回外し，外側への荷重分担を増やすと同時に，膝の内反を増加させ，内顆関節面への荷重を増加させるので，内側変形性膝関節症の患者では症状を悪化させる．このことを防ぐためには，基盤に外側ウェッジを付け，アーチサポートの内側ウェッジ効果を相殺する必要がある．

足が剛体であればこれで解決するが、実際には足は新しいバランスを求めて変形し、アライメントも変わるので、実際に試してみないと分からない。アーチサポートで内側を高めれば、足部は回外し、膝は内反して、荷重線は外側へ移動するはずである。しかし、もともと距骨下関節で踵骨の外反があれば中間位に戻ることになるし、距骨下関節の異常可動性が大きければ内反効果は吸収されてしまう。

3．中足骨パッド

末梢の横アーチを支え、中足骨骨頭部への圧迫力を減らす。第2中足骨末梢部を頂点とし、内側、中枢に狭く、外側、末梢に広い直角三角形に近い形である。骨頭部を押し上げて、横アーチを支える場合には、骨頭の直下に置く。骨頭部の圧迫力を減らす場合には、骨頭の直下を避け、中枢寄りに置く。位置によって加圧と除圧というまったく逆の働きをするので、位置決めには細心の注意が必要である。パッドの高さは、変形や圧の集中程度で決めるが、実際には試行錯誤で決まると言って差し支えない。

4．くぼみ

圧力の集中する部分を陥凹させ、圧力を低減させる。中足骨骨頭部が最も多いが、趾先、踵にも必要なことが少なくない。凹みの深さ、スポンジなどの軟らかい材料を充填するかどうかは、変形の程度と硬さにより決定し、起立、歩行させて調節する。

d. 実際に作るには

義肢装具士に頼むのが普通である。診断と治療したい症状を告げ、足底板に期待する効果から、必要な要素、条件を処方する。

1．処方と型採り

外反母趾で、第2中足骨骨頭部痛のある患者に対して足底板を作製する場合を、以下に説明する。

縦アーチと横アーチの改善と第2中足骨骨頭部の除圧のために、アーチサポートと中足骨パッドを付ける。場合によっては、第2中足骨骨頭部の陥凹を持たせる。また、靴の中と、屋内で裸足のときの両方で使う兼用型足底板

を作製する.

　まず患者の足に,アーチサポートの頂点の位置,内側縁の高さ,中間位より持ち上げる,または下げる範囲を皮膚鉛筆で皮膚にマークする.次いで,中足骨パッドの位置および範囲もマークする.中足骨骨頭部痛がある場合には,パッドの位置は骨頭部を避け中枢寄りとし,骨頭部には陥凹させる部分にマークを付ける.踵のサポートが必要なら,縁の高さもマークする.型採りは椅子に腰掛け,無褥でギプスを巻いた後に,採型者が膝を床に向かって押しつけ足底に荷重を掛けて半荷重位の足形を採ることが多い.皮膚鉛筆のマークをギプスに転写して部位を確認し,型を採った位置からどの程度高くするか,または低くするか,それともそのままにするか,硬さはどうするかを再度指示する.

　採型者の押し方によってアーチの高さが異なるので,客観的に高さを指示するのは難しい.荷重位で採型し荷重位のアーチ高にその30%,50%,70%の高さを加え,軽度,中等度,高度のアーチ高とする方法を著者は開発した.数字の妥当性はともかく医師と義肢装具士の認識の差を排除する良い方法と思っている.

　ここまでがクリニックで行われる作業だが,口で言い,図で示し,足に皮膚鉛筆でマークし,型採りギプスに書き込んで指示しなければ,思うものはできない.靴が決まっている場合は,基盤の形,大きさも指定する.もちろん,材質,厚み,剛性,ベルトの位置,表面の性状も指示する.義肢装具士の知識と経験を取り入れ,作製可能な指示を出さなくてはならない.また,少々理論から外れても,可能な限り,軽く,薄くすることが,患者に使用してもらうコツである.すべからく,装具は床の間に飾っておいても効果がない.

①固形ポリウレタンによる採型:多孔質固形ポリウレタンのTrittsham^{TM}(Berkemann社製)とAbdruck Schaum^{TM}(Otto Bock社製)が,足底面の荷重採型用に開発されている.これを踏みつけると,雪に足跡を付けるように荷重圧を反映した足跡が採型できる.これを元に足底板を作製するが,ギプス採型よりも圧が均等になり,かつ容易である.また,作製の過

程は余り変わらない．

② スキャナーとコンピュータによる採型：ガラス面の反対側から足底をスキャンし，ガラス面からの距離を測定する．各点の値が直接測定できるので，雄型を作製せずに直接削り出すことが可能である．また，恣意的な補正も数字の操作で可能であり，CGでシミュレーションしながら補正でき，すぐに新しい足底板を作れる．クリニックで3Dスキャナーのデータから3Dプリンターで足底板を作る時代もすぐに来るだろう．ひょっとして，靴も？

２．工場での作製

型採りギプスを工場に運んで，雌型に石膏を流して雄型を作り，マークも再度転写する．ここで義肢装具士は，自分の経験や考えに基づいて医師の指示を具象化するために，石膏でできた雄型の上に，石膏を盛ったり削ったりして雄型を補正する．この雄型に基づき足底板の形状が決まるが，基盤となる心材の上にウレタンフォームなどのクッション材で形状を作り，表面材で覆って作製する．足底板は性能，耐久性，軽さ，価格の微妙なバランスの上に乗らなければならない．

３．仮合わせ

難しい症例では，表面材で覆って仕上げる前に仮合わせを行う．指示した通りに作られているか，位置や高さが適切か，意図した効果が得られそうかなどをチェックする．実際に足底板の上に立たせてみないと，位置や高さを具体的に指示できない場合が多いので，患者に当たり具合を訊きながら調節する．これを工場に持ち帰って完成させる．

４．靴の購入

完成した足底板を実際に靴に入れて装着する．この場合，事前に合わせた足底板用の深い紐靴で，従来入っていた中敷きを取り外し，その厚さに合わせて作製した足底板を入れるときには問題は少ない．片側のみ作製した場合にも，対側はもともと入っていた中敷きをそのままにすれば脚長差は生じない．

しかし，一般の靴を履きたい場合には，靴選びが大切で，かつ大変である．

合っていた従来の靴に足底板を入れれば，窮屈で踵が脱げ易くなるのは当然である．したがって，足底板を持って買いに行くしかない．踵が深めで，中敷きが厚く取り外し可能で，甲が厚い紐靴のなかから，元来のサイズを参考に探す．足底板は足の周径（足囲）を大きくするので，Eな５ら２E，２Eなら３Eということになる．靴先の厚みが狭くなり，足長も窮屈になるので，1サイズか２サイズ（5 mm か 10 mm）大きいのを選ぶと，足囲も自動的に 3 mm か 6 mm 伸びることになる．いずれにしても足底板を実際に入れて選ばなければならない．

ハイヒールは論外だが，どうしてもパンプスに装用したいという人には，薄い中敷きの上に低めのアーチサポートと中足骨パッドを付け，足首にストラップの付いたパンプスを選ばせるとよい．

5．装着と調節

実際に靴に入れて，紐の締め方を調節し，立って歩かせてみる．つま先が当たっていないか，踵が浮いていないか，甲が締まりすぎていないか，母趾，小趾のMTP関節が当たっていないか，一般の靴を選ぶ際に行うこうしたチェックは必ず行う．多くの足底板に対する苦情は，足底板そのものより，足底板を入れた結果，靴が合わない，小さすぎて踵が浮くという靴の不適合によることのほうが多い．

靴の中で足底板が正しい位置にあることも重要である．足底板が正しく作られていても，靴の中でずれていれば，足に合わないのは当然である．中足骨パッドと中足骨骨頭部の陥凹の位置を目標に，足底板の位置を合わせ，両面接着テープで固定する．合っていれば，中足骨パッドの位置以外は数週間で慣れることが多いので，痛みや不具合が強くない場合には，まずは数週間履かせてみる．それでよければゴム糊で接着する．

始めがよくても，履いているうちに効果が薄れたり，不具合が出ることもあるので，装用後１ヵ月，3～6ヵ月，1年でチェックすることが大切である．薬と同じで，効果があるような足底板を作ろうとすれば，副作用も大きい．特に位置が合っていないと，かえって逆効果のことが多い．初めから一発で合うことなどないと思い，調節することをためらってはならない．患者の感

覚が頼りなのでこれを大切にし，足の裏の発赤や胼胝，足底板のつぶれ方や汗染みの位置をみながら調節していく．初回はへたり易い緩衝材を使用して，長期の荷重の総和を採型し，次回からそれを参考に硬めの緩衝材で効果を高めていくのも一手である．

　ギプスで型を採り，雄型を作製して完全なオーダーメイドで作製する足底板は理想であり，巧くいったときの効果は大きいが，型採りから仮合わせ，装着，調節，完成という過程を考えると，週に一度だけ義肢装具士が来院する状態では，完成までに長い期間がかかり，フィードバックも掛けにくい．また，現在の健康保険では採型料がすべてであり，他はやってもやらなくても同じ状況では，大学など特殊な施設以外では不可能である．

e. それ以外の作製法

1．直接，足に合わせて足底板を変形させる

　いずれの方法でも足底板の作製は工場で行うので，調節に時間がかかり，フィードバックを掛けながら，試行錯誤で仕上げることは難しい．そこで，熱可塑性の特殊なプラスチック製の基盤を加熱して，それを踏んで変形させて直接形状を写し取り，その場で作製する方法がある．支持材や表面材を張り合わせる必要があるが，基本的には1枚の基盤が変形したものなので，作製も調節も容易で，フィードバックも掛け易い．ただ，ギプスを使わない方法は採型料がさらに下がって，いよいよ採算がとれなくなる．

2．パーツを組み合わせて作る

　足底板を単純に考えれば，基盤の上にアーチサポートと中足骨パッドをのせ，ウェッジを敷いたものである．したがって，これらを別々に作製し，組み合わせれば足底板になる．ただ，硬い変形しにくいものだと合わせにくいので，緩衝材料を多用することが多い．調節も簡単なので，フィードバックが掛け易い利点がある．単に立たせるばかりでなく実際に歩いてみて調節できる利点は，正確さや効果の及ばない点を補って余りある．仮義足のように考え，短期間の効果をみたりするのにも優れている．各パーツやそれらを組み合わせたセットも市販されているので便利である．

6 注射の打ち方

　足に注射を打つことは滅多にないが，それでも必要になることはある．穿刺や麻酔や関節造影も，針を刺して正確な場所に行かなければ意味がないのは同じである．診断的治療や責任部位を確認するときに，正確な部位に打てなければ目も当てられない．

　ステロイドに局麻剤を混注することが多い．リンデロン® (1A, 0.5 mg, 0.5 mL) などの水様性ステロイドを2%キシロカイン® (0.3〜0.5 mL) に混ぜる．関節にしろ局所にしろ足は狭い場所なので，少量を一発必中で注射する．局麻剤を使用しているのだから，数時間も効かないのは論外として，数日で元に戻るようであれば2, 3回で中止する．疾患にもよるが，2, 3週間効果が持続するようであれば3週間毎に続けてみる．

a. アキレス腱周囲炎

　アキレス腱には腱鞘はないので，腱鞘内注射は保険で削られる．手技や危険性は同じなのだからふざけている．痛みの原因が滑液包炎にある場合には，穿刺を兼ねてステロイドと局麻剤の注射をすると劇的に効くことが多い．ここで，名医と藪の境は，アキレス腱の前後に滑液包があることを知っているか否かである．アキレス腱付着部の滑液包には，靴とアキレス腱の間にできる滑液包と，踵骨とアキレス腱の間にできる滑液包があり，アキレス腱で前後に分離独立している（「アキレス腱付着部滑液包炎」の図37, 247ページ参照）．だから，炎症を起こしている滑液包がアキレス腱の前か後ろかを正確に診断し，穿刺注入しなければ効かない．靴が当たっているときは後ろ，ハグルンド (Haglund) 変形がある場合は前である場合が多い．アキレス腱の横から丁寧に触診して圧痛を正確にみれば，前か後ろかを診断できる．後ろから刺したのでは，ちょっとした深さの違いで間違った場所に行く．外側からアキレス腱の付着部付近に刺入し，アキレス腱の前か後ろを狙う．滑液がわずかでも抜ければ確かである．だいたい，3回は試してみるので，1

回目で効きが悪ければ，前後を変えてみるのも手である．

b. 踵骨棘

踵骨棘は，足底腱膜（筋膜）付着部炎とも呼ばれ，足底腱膜や短趾屈筋腱の付着部の炎症とも考えられる．ステロイドと局麻剤の局注が著効することもあるので，数回は試してみる価値がある．このとき，アキレス腱付着部の滑液包炎と異なり，横から刺してはならない．踵骨棘の圧痛は踵骨結節底部の前内縁にある．この部を正確に刺すには，踵の裏から圧痛の強い部位で踵の骨に当たるくらいの所に注入するのがコツである．この深さで横から圧痛部に到達するには，深すぎて引っかかったり，浅すぎて脂肪体の中に入ったりで難しい．肢位は腹臥位で，足関節の下に枕を入れ，MTP関節を背屈させて探すと入れ易い．3回程度は試してみる価値はあるが，自然治癒する疾患であるうえにかなり痛い注射なので，1ヵ月程度効いていなければ意味がない．対症的に痛みには効くことがあると考えているが，治癒までの期間ほどは効果がないとされている．

c. モートン（Morton）神経腫

モートン神経腫は，エントラップメント・ニューロパシーによる偽神経腫なので，ステロイドと局麻剤の局注が著効することが少なくない．局注の際は，腹臥位でベッドに寝かせ，足の下に枕を置き，足関節を軽度底屈する．典型的で，神経腫を触れる場合には，趾を軽度背屈して神経腫を固定し，放散痛を得るのを目標に神経腫を狙って打つ．足の裏の圧痛点から，神経腫に直達する．神経腫が明確に触れない場合には，深横中足骨靱帯の中枢縁を目標に打つ．炎症を一時的にでも強制的に止めて，炎症→腫脹→圧迫→炎症という悪循環の輪を断ち切ることが目的なので，効果が持続しなければやめる．

d. 中足骨骨頭部痛

中足骨骨頭部痛の原因には色々考えられるが，何かの圧迫をきっかけに，骨頭底部の軟部組織が炎症を起こして，過敏になっていることがある．この

ような場合には一度，注射を使ってみる価値はある．圧痛点を目指して足底から脂肪組織内に注射する．本疾患をモートン病と称することがあるが，前項のモートン神経腫とは異なり注射の効果は対症的で限定される．

> **コラム　モートン病（中足骨骨頭部痛）**
>
> ■**中足骨骨頭下に明らかな疾患，障害がないのに痛む**
>
> 　中足骨骨頭下の脂肪組織（ボール）は，踵と同様に特異な構造で，耐荷重性，耐衝撃性に優れている．脂肪細胞はいくつかの集団に分かれ線維組織で取り囲まれ，沢山のボールが竹籠の中に詰まったような構造をしている．脂肪は液体なので，足底に加わった圧力はパスカルの原理に従って等しく周囲に伝達され，ボールや踵は全体で荷重を支えている．踵やボール部へ皮下脂肪付き植皮を行っても，圧迫で脂肪組織が圧排されて耐荷重性がない．
>
> 　加齢によりボール部の脂肪体は萎縮し，薄く張りがなくなり，骨頭で前後に分断される．ゴムの水枕に乗っても，水の層が切れなければパスカルの原理によって荷重は水枕全体に伝わり，ゴムの弾性に支えられ，床の硬さを感じることもない．しかし，水が少なくなると，いつかは水の層が切れ，体重は床で直接支えられ，床の硬さを感じるようになる．これを「底突き」と呼ぶが，水が徐々に少なくなっても床突きは突如として起こり，その後は変わらない．年齢とともに徐々に脂肪が薄くなっていくのに，痛みが突如として始まり治らないのは，この底突き現象が理由である．
>
> 　また，踏み返し時，第2，第3中足骨は他の中足骨より長く背屈しにくいので，余計に荷重を受け，骨頭部痛の原因になる．
>
> 　ボール部を触診すると，脂肪体に張りがなく，骨頭下の脂肪体は前後に分かれ，骨頭をよく触れ，胼胝もでき易い．モートン神経腫と異なり，圧痛は骨頭間より骨頭下で生じ，痛みが放散することはない．X線写真，CT，MRI，エコーから足底圧の測定まで，それらには除外診断以外に意味がない．脂肪体の張りの診断では，診察する自分の指先の感覚にしか頼れないが，歳をとると指先の張りがなくなるのは困ったものである．
>
> ■**治療は脂肪体の張りの補助と圧力の軽減に努めることに尽きる**
>
> 　ハイヒールは荷重を集中させ，パンプスは脂肪体の助けにならない．中底が軟らかく，表底が厚く，前足部で曲がりにくい，踵の低いスニーカーが良い．

足底板は，前述のスニーカーにかなわないが，どうしてもパンプスや革靴を履きたい患者に処方する．中足骨骨頭部のクッション性，踏み返しの抑制，体重の分散を目指す．基盤は踏み返しを抑制する薄くて硬い材質で作製し，クッション性のための厚さを確保する．前足部には，底突きしないように6 mm以上の硬度45ニュートンのウレタンフォームシートを敷く．先玉の高さが足りなければ，踏み返し抑制を犠牲にして基盤を軟らかくし，中底のクッション性を期待する．横アーチ保持のため中足骨パッドも高めにするが，必ず骨頭部を外し，アーチサポートは体重を分担するため高めとする．

　中足骨骨頭部痛は正常な加齢変化なので，生活習慣を変える必要もある．炊事をする主婦の中足骨骨頭部痛は，台所に毛足の長いカーペット敷くだけで和らぐ．背の高い丸椅子を用意してちょくちょく休めば，中足骨骨頭部痛とともに脊椎管狭窄症にも効く．夏はスポンジのスリッパ（著者は内外ゴム社製のものを好んで使用している）や，冬はムートンのスリッパも有効である．折角，足底板を作ったなら，バレエシューズに入れてスリッパ代わりに使う．

　屋外ではスニーカーを履き，パンプス，ハイヒールは必要なときに，必要な場所で，必要な時間だけ（TPO），楽しんでもらう．履きたいとき，履きたい場所で，履きたい間，いくらでも履いてよいと言っても，何時間も歩き回ったり，立ちっぱなしのことは滅多にない．靴を履き替える決心をすれば，意外と痛いパンプスを履かなければならないチャンスは少ないことに気づく．戸外のレジャーは，夏は厚底のゴム草履，冬は底の柔らかいブーツで楽しめる．ゴルフだって，足底板の入るゴルフシューズで復帰している人も少なくない．お

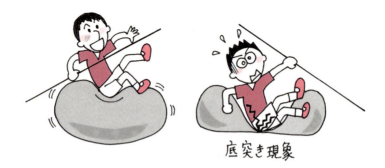

図20　脂肪が減るとゴツンと当たる

しゃれもスポーツも TPO に応じた靴や装具を用意すれば，楽しい3時間が我慢できない疾患は少ない．

中足骨骨頭部痛だけのいわゆるモートン病では，手術はしない．外反母趾による中足骨骨頭部痛には外反母趾手術が有効で，疼痛も胼胝も3ヵ月で消退する．

関節リウマチでも，ボール部の脂肪組織が分離し，関節痛が改善しても中足骨骨頭部痛だけが残る場合には，他の理由で手術する機会があれば，足底横切開で入り創閉鎖時に前後の脂肪組織を引き寄せ縫合する．

また，まれだが足底の直達外力によって脂肪組織が横断され，瘢痕組織が介在して痛む場合には，瘢痕切除と脂肪組織の再建を行う．

e. 足根洞症候群

頻度は余り多い疾患ではないが，注射によるブロックが最も重要な疾患である．症候群であるから原因は確定しにくいが，診断の決め手は「足根洞内に注射をして効果があり，治る」ことであり，これが定義になっている．足根洞に圧痛があってブロックで治れば，足根洞症候群と診断するというわけである．ブロックの際は，仰臥位で，足関節の後ろに枕を置き，内がえしさせる．外果の一横指前，一横指下に開口する足根洞から，内果先端のわずかに下後方を狙って，23ゲージの針を2cm，骨性の抵抗に触れないように進め注射する．1回の注射で60％くらいの例が軽快するので，3回やれば95％には効くことになる．逆に，3回注射しても効果がなければ，診断を再考せねばならない．

f. 有痛性外脛骨

通常の痛みは，外脛骨と舟状骨の間であるが，後脛骨筋腱の付着部炎，膨隆部の滑液包炎や有痛性の胼胝が痛むこともある．23ゲージの針でステロイドと局麻剤を混注するが，数回で著効を示さなければ中止する．半関節部の炎症，腱の付着部炎，滑液包炎で，痛みの部位が異なるので，手術の適応を決める診断的治療にもなる．

g. 三角骨症候群

足関節の最大底屈で足関節の後方に疼痛があり，X線写真で大きな三角骨がある．三角骨の踵骨と脛骨によるインピンジメント，距骨と三角骨間の半関節の炎症，シェファード（Shepherd）骨折の偽関節と色々原因がある．いずれも炎症が関与しているので，数回のステロイドと局麻剤の混注を行う価値はある．踵骨結節上縁のレベルで，アキレス腱外側から一横指前方から距骨後突起を目指す．骨に当たったら，突起（三角骨）の上縁を滑らせて0.5 cm針を進めた位置で注入する．バレリーナは，過度の練習を続けながらの注射を希望することが多いが，たとえ著効を示しても，練習を続けたまま注射を繰り返すと長母趾屈筋腱の断裂の原因になるので慎まねばならない．

h. 長母趾屈筋腱腱鞘炎

距骨後突起内側での腱鞘炎で，最も深く足関節のほぼ真後ろにある．アキレス腱内側と内果後縁の中間点から踵骨結節上縁の高さで結節上を滑らせるように針を進める．骨に当たったら少し引いて血液が吸引されないことを確かめ，ステロイドと局麻剤を注入する．腱と腱鞘の間に注入するのが理想だが不可能に近く，確かめる術もないので，周囲への注入で満足するしかない．バレリーナに特有な疾患で，前述の三角骨症候群と同様，練習を続けたまま注射を繰り返すと長母趾屈筋腱の断裂の原因になる．

i. 足根管症候群

足根管は，内果後下方から下方にある骨性の陥凹と靱帯性支帯の天井で作られる．ガングリオンや神経鞘腫などの明らかに空間を占拠するものがなく，滑膜の増殖などの炎症や浮腫が原因と思われる症例には，足根管内へのステロイドと局麻剤の混注が適応となる．脛骨神経のエントラップメント・ニューロパシーであるから，注射も神経の周囲で足根管内を狙うが，神経幹内に注入することはカウザルギーの原因になることもあるので避けねばならない．左手の親指で足根管内の神経血管束を押さえて確認し，親指で圧排し

ながらそのすぐ横を狙うとよい．

j． PTTD（後脛骨筋腱機能不全症）

ごく初期は後脛骨筋腱の腱炎，腱鞘炎で始まるので，炎症の強い時期にはステロイドの局注で炎症を止めることが考慮される．足根管内では炎症による内圧の亢進が腱の循環障害をきたし，それが炎症を増悪させる悪循環の機序が考えられるので，それを断ち切るためにステロイドの適応を考える必要がある．部位は足根管内が多いが，末梢側もある．

k． 前足根管症候群

第1～2中足骨基部間で，深腓骨神経が足背に出てくるところが絞扼されている．足根骨瘤と靴紐の間で圧迫されることが多く，同部での圧痛点にステロイドと局麻剤を混注する．30分程度の圧迫でも痛みの原因となり，一度刺激されると3ヵ月くらいは簡単に再発する．注射で痛みが少なくなっても安心しないで，圧迫を避けねばならない．

l． 腓骨神経エントラップメント・ニューロパシー

下腿の外側下中1/3（筋膜，筋間の通過部），足関節外後方（屈筋支帯貫通部），外果下前方（長・短腓骨腱との交叉部）で，絞扼を起こし易い．いずれも丁寧に圧痛点を確認して，絞扼部の深さを念頭に，筋膜を通過した感じを目標にしてステロイドと局麻剤を混注する．

m． 伸筋支帯腱鞘炎

下腿下前面から足関節前面の伸筋腱に沿って，痛みとともにギシギシ感があり，手で触れていると手にも感じることがある．圧痛とギシギシ感を目標に，伸筋支帯の出口か入口を目指してステロイドと局麻剤を混注する．他動的に足関節や趾を底背屈すると，膨らみや凹みを腱に触れることもあり，目標となる．

n. 足関節変形性関節症

足関節内注射は，足関節底屈位で，前脛腓靱帯の直下か，内果隅角部で狙う．刺入部の皮膚を親指で中枢に引っ張っておき，関節裂隙の高さで刺入し，脛骨前縁ではなく距骨滑車部に針を当ててから，針先を少し引き，皮膚を引っ張るのを止め，心持ち中枢を目指して針をさらに刺入する．最初に骨に当たってから1cm以上入れば，まず関節腔内に針先があるが，関節液の逆流をみるか，少量の局麻剤を注入して低圧で注入されることを確かめれば間違いない．

o. 滑液包炎

足関節前外方の座りダコ（胼胝）ができる部分に，滑液包はでき易い．特に放置しても問題ないが，滑膜の増殖や瘢痕化のために抜きにくいことがある．この場合には18ゲージの太い針で穿刺し，注射筒で吸引するのではなく，周りを指でつまんで圧迫し，押し出すようにすると抜き易い．

p. ガングリオン

特に足に限ったことではないが，足根洞など周囲を骨に囲まれた粗な脂肪組織にできたガングリオンは，穿刺しても再発し易い．小さなガングリオンは吸引するより，太い針を刺して周りから圧迫し，押し出す感じで穿刺する．浅いものでは，針先をガングリオン内にとどめることが難しいので，針を抜いた後，思い切って指で圧迫して絞り出すとよい．

コラム　医者が踵骨棘を抱えたとき

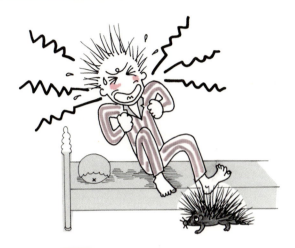

図21　朝，ベッドから降りると…

　踵骨棘は中年男に多い，踵の痛みである．
　朝起きての一歩が，飛び上がるくらい痛い．かく言う著者も，40歳になった途端に痛くなった．ベッドから降りての数歩が痛いくせに，トイレから戻ってくる頃には我慢できる程度になっている．やれやれと思いつつ一日を過ごしたが，翌朝起きて歩くと，やはり痛い．毎朝痛いので，俺も歳かとがっかりしながら，X線写真を撮ってみたら，案の定，踵骨棘が写っていた．骨棘のある踵の内側前方を押すと，癪に障るほど，しっかり圧痛があった．
　「踵の骨に棘が生えたんだから，痛いに決まっていますよ．踵で画鋲を踏んづけたのと同じです」「悪いものではないので，前世の行いが良ければ3ヵ月，悪ければ3年ぐらい掛かります．でも，自然と治りますよ」とは，患者さんにさんざん言ってきた台詞であるが，独り言を言っても始まらない．
■足底板を作りましょう！
　病院で，装具屋さんに会ったら，「足底板を作りましょう」と勧められたので早速，作ってもらった．折角，自分の足で試してみるのだから，骨棘が刺さっている部分を正確に除圧しなければならない．踵の圧痛部位に印を付け

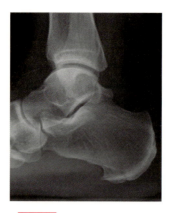

図22　踵骨棘（著者の）

て足底板を凹ませれば，しっかり除圧できて痛みはかならず良くなるはずである．念のため，凹みと圧痛の部位にクリップを貼り，X線写真を撮って骨棘の真下に位置するのを確かめ，これで万全と靴に入れて帰宅した．

■朝起きて…

　翌朝，起きて付けようと思ったが，足底板は玄関の靴の中である．いくら小さな家とはいえ，玄関までは手が届かず，痛い足を引きずってトイレに立った．次の朝，いざ足底板を付ける段になって，今度は足底板を裸足の足に直接付けることができないことに気づいた．早速，装具屋に電話を掛けて相談したところ，「家の中でも使うのなら，バンドを付けましょう」と言うので，そうしてもらうことにした．でも，「家の中でも」と言われて，痛いのは朝起きての一歩なのだから，今まで足底板を処方した患者さんたちは，どうしていたのだろうかと不思議に思った．思い出してみると，患者さんは「歩くと痛い」と言ってくるから，歩く，即，靴と考えて，足底板を作れば靴の中に入れると信じていた．いざ，自分で痛くなってみると，困るのは朝の第一歩であって，靴を履いて歩くときではないことに気づいた．骨棘が刺さって痛いのであれば，体重を掛ければ朝の一歩でなくてもいつでも痛いはずである．ところが，歩いていると，かえって痛みは減ってしまう．もっと不思議なのは，親指で押すと痛いのに手のひらで押せば痛くない．

■頑張れ！　足底板

　折角，除圧，除圧と足底板を凹ませてまで頑張ったのだからと履き続けてみ

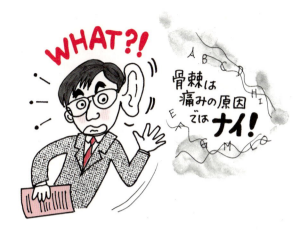

図23 足ではなく，耳がおかしい！？

たが，効果のほうは今一つはっきりしない．凹ませて効果がなければ，土踏まずをアーチサポートで支えて荷重を分担させれば，踵への圧は減り，骨棘の痛みも軽減するはずと考えた．そもそも，歩くときには，さほど痛くはなかったので，効果もはっきりしなかったが，アーチサポートがしっかり付いて，踵のクッションも十分な足底板は，痛いような，気持ちが良いような，不思議な感じで，竹踏みがこんな感じかな，と思いながら使い続けた．

それなりの経験と，自分なりの病態の理解を基に作った足底板は，踵のクッションと骨棘部の凹みによる除圧，それにアーチサポートよる荷重の分散で，骨棘部の圧を軽減させる足底板であった．

「痛いときに使わず，痛くないときに使ってなぜ治るのか」という疑問には，「歩行時に使えば，体重の圧が局所を刺激して炎症を起こすのを軽減するから，足底板を使わないときにも痛みが軽減する」と自分に言い聞かせていた．

結局，前世の行いが良かったのか，足底板が効いたのか，半年もしないうちに何となく忘れた．

■ 衝撃の出会い，踵骨棘は痛みの犯人ではない！？

30年ほど前，米国足の外科学会で，眠い目をこすりながら，早起き鳥と銘打った早朝の研修会に出席していた．

「…踵骨棘の痛みの原因は骨棘ではない…」

6. 注射の打ち方

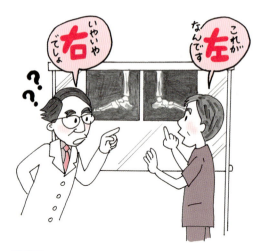

図24 間違えたのは技師だ，医者だ，患者だ…

　流石に目が覚めて，自分の耳を疑った，というより，どうせまた聞き違いだろうと思った．英語の耳にはまったく自信がないので，改めてテキストを読み返し，確認した．やはり，「足底筋膜炎の痛みの原因は，骨棘ではない」と書いてある．
　嘘だろうと思いながら聞いていたが，一つ一つ，納得がいく説明であった．
　「レントゲンに踵骨棘があっても，痛みは消える」
　その通りである．
　「レントゲンに踵骨棘があっても，足底筋膜炎様の痛みを起こさないことが多い」
　然り．
　「レントゲンに踵骨棘がなくても，足底筋膜炎様の痛みを起こすことが少なくない」
　そうだ．
　「痛むほうのレントゲンに踵骨棘がなく，痛まないほうに踵骨棘が写っていることさえある」
　正にその通りである．
　「したがって，踵骨棘は足底筋膜炎の痛みの原因ではない」

明解な論理である．

　右足が痛む患者の両足のX線写真を撮って，「L」のマークのフィルムに踵骨棘があり，「R」のマークのフィルムに踵骨棘がなかった．放射線技師を呼んで，マークの貼り違えを指摘したところ，「絶対に間違えていない」と言い返され，もめたことを思い出しながら，「うーん，その通りだ」と，唸るしかなかった．

　しかし，「骨棘→刺さる→痛い」，だから「除圧→刺さらない→除痛」と言われているが，これもまた明解な病態の理解と，合理的な治療方法である．そのうえ，自分自身の治験も含めて，ヒールカップや足底板もある程度の効果を上げた手応えがあった．もし，骨棘と痛みが無関係なら，ステロイドの局注がなぜ功を奏するのか分からない．それどころか，数例とはいえ，手術で骨棘を切除した患者は，良くなって感謝さえしてくれた．簡単だと思っていた踵骨棘が，急に大きな壁になって目の前に立ちはだかった．

■踵骨棘，足底筋膜炎の治療は無効？

　目を白黒させている自分を追いかけるように，講師はとんでもないことを言い始めた．

　「数百人単位」の，「プロスペクティブ」な，「多施設」の研究によれば，「プロの作った足底板」でも，「市販の出来合いの足底板」でも，そして，何と「足底板を使わなくても」，治癒するまでの期間や，その間の障害の程度に，統計学的に有意な差が出なかった，影響を及ぼさなかった，と言うのである．

　それどころか，鎮痛剤の投与もステロイドの注射も，要は，どんな治療であれ，してもしなくても治療効果に有意な差がなかった，と言い切ったのである．

　何と，治療により差を認めたのは，ストレッチング体操だけだった，と言う．

　踵骨棘が痛みの原因ではないとしても，痛む以上は炎症の関与があるはずである．足底板はともかく，鎮痛消炎剤からステロイドの注射まで，一刀両断に切り捨てられたのは，青天の霹靂であった．

　踵骨棘の「棘」はともかく，足底筋膜炎の「炎」さえ切り捨てられた格好であるから，何で痛いか分からないということである．狐につままれた，とはこのことであった．

■では，踵骨棘，足底筋膜炎の痛みの原因は？

　講師は，「足底筋膜炎の痛みの原因は，短趾屈筋腱の踵骨付着部腱様組織の，

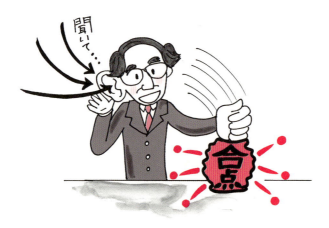

図25 踵骨棘をたたいて合点

変性による微小断裂である」と，説明した．

「加齢変化により，変性劣化した腱様組織が，踏み返し動作によって引っ張られ，断裂して痛む」と言うのである．

続けて，「しかし，一度，断裂して伸びてしまえば，その後は，張力は生じないから，さらに，断裂を繰り返して，痛むことはない」と，歩き始めが強烈に痛く，歩いていると楽になる理由を明解に述べた．

なるほど，切れた途端の痛みは強烈でも，一度，切れた後の傷の痛みは，我慢のうちと言うことか，と聞いていた．

「幸か不幸か，一晩，寝ると，断裂が修復され，繋がる．しかし，厄介なことに，翌朝の第一歩で再断裂するから，また痛い」

分かった，だから，一度痛みが治っても，翌日，また痛むわけか，と感心した．

「繋がっては，また切れる，という繰り返しで，毎朝，痛む」

うん，それで毎朝，痛むわけか，と合点がいった．

「しかし，毎朝，繰り返しているうちに，段々と間隙が拡がり，ついには切れたまま繋がらなくなり，切れて痛む部分はなくなる．繋がらなければ，踏み替えしでも張力がかからず，その意味でも痛みはなくなる」

そうか，だから放っておいても，段々，痛みが軽くなり，いつの間にか忘れる．痛い痛いと騒いでいた患者も，いつの間にかいなくなるのも，そういうわ

けだ．
　「なぜ，棘もないのに，痛むのか？」
　「なぜ，クッションが効かないのか？」
　「なぜ，朝だけなのか？」
　「なぜ，歩いて，痛みが強くならないのか？」
　「なぜ，歩いて，痛みが楽になるのか？」
　「なぜ，毎朝，繰り返すのか？」
　「なぜ，放っておいても，治るのか？」
　「なぜ，棘があっても治るのか？」
　「なぜ，五十肩の年齢層に多いのか？」
　「なぜ，指で押すと痛いのに，立っても痛くないのか？」
　たった30分の講演で，日頃からもやもやしていた疑問に，すべてと言ってよいくらい，納得がいった．「なぜか？」が，一挙に氷解し，目から鱗が落ちた思いだった．
　踵骨棘を切除したら疼痛がなくなったという発表は多いが，と演者に質問したところ，骨棘を切除しようと足底腱膜の付着部を切離したためだろうと説明され，二の句が告げなかった．

第 V 章

外反母趾

1 外反母趾の原因

　外反母趾の原因には，遺伝，女性，ハイヒールの3つが挙げられているが，本当のところはよく分かっていない．経験上ハイヒールを履く人が外反母趾になり易い，一度外反母趾なるとハイヒールを履くのを止めても進行するという2点に注目して，原因を考えてみた．結論は，「母趾が外反するから，外反母趾になる」だった．「当たり前だ」と叱られそうだが，母趾が外反位のまま歩くと母趾の外反が増悪する．逆に言うと，最初のきっかけになる母趾の外反を防止できれば，外反母趾の素因のある女性に対しても外反母趾の予防が可能となる．

a．きっかけになる母趾の外反

　最初の母趾の外反は，ハイヒールやパンプスなどの靴が原因である．正常の母趾外反角が5〜10度くらいなのに，ハイヒールやパンプスでは靴先の外への傾き（外ぶれ）が30度を超えることも珍しくない．普通の人が，パンプスやハイヒールを履いたら何が起こるだろうか（図1）．ご覧のように，靴に押されて母趾は30度を超える外反が強制されている．
　外ぶれの強い靴を履くと，まず靴が横から母趾を押して外反させる．次に横から押されて外反位にある母趾を靴が先端から押す．この先端から押す力は，母趾をさらに外反させるベクトルと第1中足骨を内反させるベクトルを生じ，さらに母趾は外反し，同時に第1中足骨も内反する．これは，指を真っ

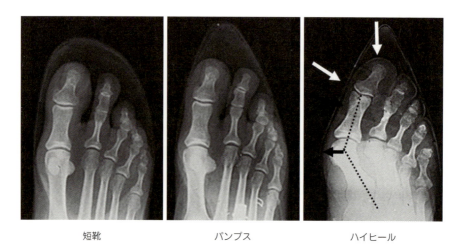

短靴　　　　　　　パンプス　　　　　　ハイヒール

図1 靴の種類別にみた圧迫による母趾の外反，第1中足骨の内反

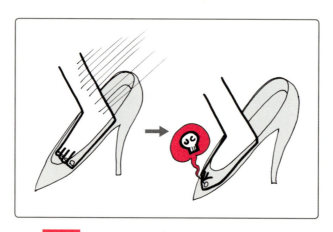

図2 ハイヒールの中で滑って外反する母趾

直ぐした状態で先端から押しても曲がらないのに，曲がった指は容易に曲がることから，直感的にも理解できる（伸ばした指と曲げた指をそれぞれ指尖から押して，曲がり易さを比較すると理解し易い）．

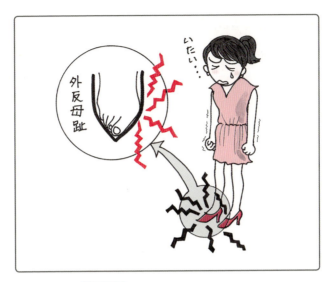

図3 いつかは外反母趾に…

　このように正常な人も靴を履けば母趾は外反するが，靴を脱げばほとんどの人は正常の形に戻り，疾患としての外反母趾にはならない．

　ハイヒールだと足は体重で滑り台を滑るように前方に移動し，狭い三角形部分に押し込まれ，さらに母趾は横と先端の両方から押される（図2）．体重による圧力が抜ければ戻るが，1歩毎に母趾の外反と第1中足骨の内反を繰り返す．1日1万歩，3年で1,000万歩，30年で1億回も押されることになるので，いつかはハイヒールを脱いでも母趾の外反は戻らなくなり，外反母趾になる（図3）．

b. 母趾屈曲力による母趾の外反，第1中足骨の内反の進行

　屈筋腱は第1中足骨に平行で，MTP関節の回転軸には垂直である．30度の外反母趾では屈筋腱の張力（図4の黒矢印）が，母趾を屈曲させる力（回転ベクトル；図4の黒点線矢印）としては$\sqrt{3}\times 1/2$，中足骨に垂直の方向に母趾を外反させる力（外反ベクトル；図4の赤矢印）としては1/2となる．

1. 外反母趾の原因

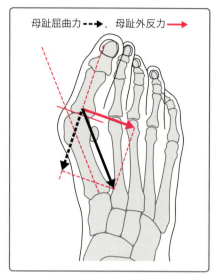

図4　母趾の外反ベクトル

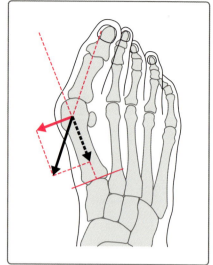

図5　第1中足骨の内反ベクトル

　歩行時にどれだけの屈曲力が第1MTP関節に働くかは明らかでないが，踵が離床すれば全体重が母趾に掛かるので，これに近いと仮定できる．母趾を外反させる力は屈曲力の1/2であり，数十kg以上の外反力が働く（図6）．

　また，母趾を屈曲させる力（図4の黒点線矢印）は中足骨骨頭を押す力（図5の黒矢印）となり，さらに第1手根中手（CM）関節の回転軸に直行する力（回転ベクトル；図5の黒点線矢印）と平行な力（内反ベクトル；図5の赤矢印）を生じ，第1中足骨を内反させ，第1中足骨を内側楔状骨に押し付けながら屈曲させる．

　大ざっぱな解析だが，母趾を屈曲させようとする母趾屈筋の力が，母趾外反位で相当大きな母趾外反ベクトル，第1中足骨内反ベクトルを生じ，母趾外反，第1中足骨内反を進行させていることに疑いはない．

　母趾外反30度というと中等度外反母趾だが，裸足で30度以上外反していれば，ハイヒールを止めても，歩くだけで外反母趾が進行することは間違いなさそうだ．

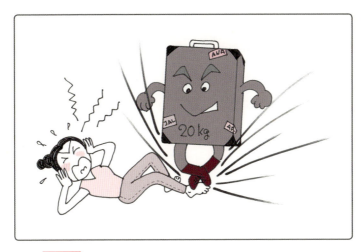

図6 歩くだけで数十kgの力が母趾を外反させる

c. 種子骨の三次元的位置変化

　外反母趾は，水平面における母趾外反，第1中足骨内反だけでなく，冠状面での母趾の回内と矢状面での第1中足骨の背屈も起こす，三次元的変化である．

　母趾の回内は，冠状面での種子骨複合体と中足骨，基節骨との位置関係，屈筋腱の方向を変える．母趾外反位では屈筋が水平面で母趾を外反させる力を生じることは前述したが，母趾が回内すると屈筋が内転筋としても働くので，母趾外反は加速する．

　屈筋腱の位置は種子骨の位置によって分かる．種子骨の位置はHardyや加藤によってX線写真正面像で分類されており，母趾外反角とよい相関を示すとされている．しかし，種子骨は母趾とともに回内するので，単に中足骨骨頭の外側に位置するだけではなく，背側にも移動する．したがって，水平面だけでの分類は不十分である．

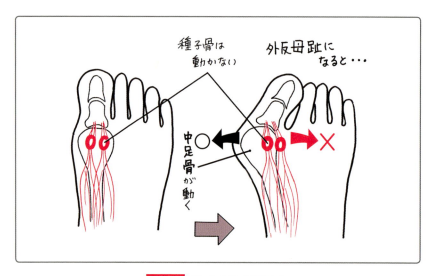

図7 動くのは中足骨！
種子骨も短母趾屈筋も元の場所から動かない．

d. 外反母趾手術に内転筋切離は不要

　Hardyも加藤も「種子骨が外側に移動する」と表現しているが，これは誤りである．種子骨と中足骨骨頭とのずれの大半は，中足骨が内反し骨頭が内側に移動するために生じる．その証拠には，種子骨の第2中足骨との位置関係は外反母趾が起こってもほとんど変わらないが，第1中足骨骨頭は第2中足骨から離れ，M1M2角は拡大する．骨頭が内側に移動し，その結果として種子骨が骨頭の外側に取り残されたと正確に理解すれば，短縮した内転筋に種子骨がより引っ張られて外側に移動したとして内転筋を切離することは誤りであることが分かる（図7）．

e. ハイヒールをやめてからも外反母趾は進行する

　外反母趾の原因は，靴により母趾が外反された状態での歩行である．ここで重要なのはハイヒールを履くのを止めて裸足で生活しても，中等度以上の外反母趾になっていると歩くだけで外反母趾が進行し続けることである．何

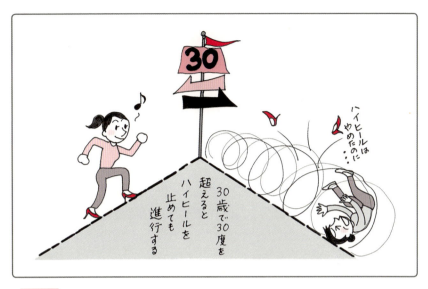

図8 「30歳30度」の坂を越えると外反母趾は歩くだけで進行する

度以上の外反母趾が不可逆のプロセスに入るのかは不明である．しかし，一定以上の外反母趾では母趾の外反そのものが症状の進行理由だとすれば，それ以前にハイヒールをやめさせなければならない．

f. 30歳で30度まで

　では，歩けば外反母趾が進行するとすれば，どうしたらよいのだろうか．自分の経験則でしかないが，30歳で30度を一つの目安に治療している（図8）．
　30歳とした理由は，ハイヒールを履く女性の生活環境が，今まで30歳を境に大きく変化していたからである．来院する外反母趾の患者は20歳代と60歳代以降が多く，その間は意外と少なかった．20歳代の患者はハイヒールを履いて外反母趾になって痛がり，60歳代以降の患者は，昔から外反母趾だったが最近はどんな靴を履いても痛くて我慢できないと訴えることが多い．30歳代，40歳代の患者が少ないのは，外反母趾が少ないわけではなく，おしゃれな靴を履く機会が減り，屋内で過ごす時間が増えたために痛みが我

慢できていると考えた．更年期を過ぎて履く靴がないところまで外反母趾が進行し，母趾が隣の趾の下に潜り込み，バニオンの痛みに加えて中足骨骨頭部痛が起こり，疼痛が我慢の限界を越えたとき，再度受診するのであろう．

　30度とした理由は，30度を超えると第2趾の下に潜り込み，第2趾がストッパーにならなくなり，急速に外反母趾が進む症例が増えるためである．加えて，30度を超えると計算上足幅が10 mm以上広がり，市販されているJIS規格に則った靴から3サイズ以上大きくなり，サイズを合わせることが難しくなるためでもある．

　もし，30歳から30年間外反母趾を我慢し，履きたい靴も履けないあげくに60歳で手術をするならば，30歳で手術をし，正常の外反母趾角まで戻してその後の人生を楽しむのも悪くない．もちろん，再手術が必要になることもあるが，術後の靴生活を注意すれば三途の川を渡るまで歩けるだろう．逆に言うと，30歳の時点で30度に達しなければ，靴の生活に注意が必要としても，手術を受けずに過ごせる可能性が大きいと考えている．

g. 外反母趾と遺伝

　外反母趾の原因に関して，遺伝のことを訊かれることがある．外反母趾の遺伝を心配して妊娠を躊躇する人は流石にいないと思うが，将来の外反母趾を心配して娘さんを連れて来院する外反母趾のお母さんは少なくない．

　靴の影響がないのに若いうちから外反母趾を発症した若年性外反母趾患者の遺伝性は強い．外反母趾になりにくい男性が外反母趾になれば遺伝性が強いと考えられるので，父母両方の家系，父方の家系，母方の家系に外反母趾患者がいる順番に遺伝性が強いと考え，ハイヒールを履かないように指導している．これ以外の人でも外反母趾になる人は沢山いるし，該当する人がハイヒールを履きまくっても外反母趾にならないことはある．しかし，外反母趾の原因で人為的にコントロールできるのはハイヒールを履かないことだけだから，足の医者にとっては患者に禁煙を勧めるのと同じくらい重要なことである．

2 靴に当たって痛い

a. なぜ靴を履くと痛いのか

　外反母趾では第1中足骨が内反して骨頭が内側に移動し，足幅が病的（10 mm以上）に広がる．適合する市販靴はないので，足幅より狭い靴を無理して履き，革に押されて骨頭内側に大きな力が加わる．また，MTP関節が外反すると，鋭角に曲がって革との接触面積は狭くなる．力は大きく，接触面積は小さくなるので，加わる圧力（力/接触面積）は大きくなる．幅を合わせるために長すぎる靴を履くと，中で足が前後に動いて靴と擦れ，剪断力も生じる．

　圧力と剪断力が大きくなると，痛覚神経が刺激され鋭く痛み，皮膚や軟部組織が炎症を起こすので腫脹，発赤，発熱を生じ，鈍痛を起こす．炎症は，痛みの閾値を下げ，ブラジキニン，セロトニン，ヒスタミン，アセチルコリンなどの発痛物質を生じ，痛みを強くする．さらに皮膚角質が増殖しバニオン（腱膜瘤）を作って硬くなる．皮膚と骨頭の間には滑液包ができ，炎症が加わると滑液が増えて腫脹し，内圧が高まり，強い疼痛を起こす．皮下の趾神経を障害し，扁平化や癒着を生じて，放散痛を起こす．

b. 痛まない靴

　靴を履くと，足は靴に押されて（力）縮まり，反対に靴は足に押されて（反力）伸び，靴を伸ばす力と足幅を縮める力が釣り合って落ち着く（図9）．この力による圧力が，疼痛を起こす閾値以下であれば痛まないから，押す力を減らし，接触面積を増やす必要がある．この力は，落ち着く位置まで足幅の縮みと革が伸びるのに必要な力になるので，足も靴も軟らかく伸び縮みし易ければよい．

　母趾も小趾も骨頭部は接触面が小さく痛みが強いので，広い面積で押せる中足骨骨幹部（インステップ）で靴を押すようにパッドを当てる．さらに，ポケットを作り骨頭部と革との接触面積を広げる（図10）．

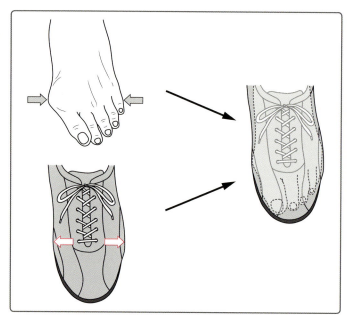

図9 足と靴の力が釣り合っておさまる

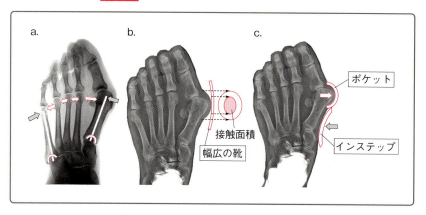

図10 外反母趾に対する靴の調節

a：靴が足を押し，足が靴を押す．b：幅広の靴でも接触面積は狭い．c：ポケットで接触面積が広がり，痛みが軽減する．また，インステップで足を押し，M1M2角を広げない．

❸ 足の裏が痛い

　最初の外反母趾の痛みは，靴にバニオンが押される痛みだが，中年を過ぎて外反母趾角が30度を超すと，第2中足骨底部に胼胝ができて，痛みを訴え始める．靴を履かなくても，いや，靴を履かないほうが痛む．

　外反母趾が進行すると，内反した第1中足骨が踏み返した際の荷重に耐えかねて背屈し，相対的に第2趾以降の中足骨骨頭への荷重が増える．

　第2趾の中足骨では，基部が，中間および外側楔状骨が形成する凹状の関節窩にはまり固定されている．これに対して，第1，第4，第5中足骨基部のCM関節は扁平で可動性に富む．荷重が掛かると，第2趾以外の中足骨は背屈し，横アーチがつぶれ，取り残された第2趾中足骨骨頭部に荷重が集中する．

　外反母趾が進行すると，母趾が第2趾の下に潜り込み，第2 MTP関節を過背屈させ，これが長期間続くと第2 MTP関節は徐々に脱臼する．外傷性の脱臼と異なり，脱臼自体は痛まないが，底側に突出した第2中足骨骨頭に荷重が集中し圧が強まり，痛みと胼胝の原因になる．

❹ 足裏の痛みに対する治療

　胼胝が痛みと同時に起こるので原因と考えがちだが，胼胝も痛みも圧力上昇の結果だから，胼胝を切除しても痛みは減らないし，すぐに再発する．圧を下げるために，パッドとパッチは有効で，柔らかく，ある程度厚く，段差のないことが大切で，便利な既製品も市販されている．

　足底板は軟らかい厚めの基盤の上に，骨頭部に対応した陥凹を作り，アーチサポートと中足骨パッドを加える．アーチサポートは荷重を軽減するためにやや高めにし，骨頭の中枢部にやや高めの逆正三角形の中足骨パッドを置く．中足骨パッドが骨頭の下に来れば痛みはかえって悪化するので，陥凹部

とアーチサポートを基準として正確な位置に置き，ずれないようにする．
　底の軟らかく厚い靴が良いのだが，足に合わせて曲がる靴は踏み返しを抑制しないので良くない．

❺ 外反母趾の装具

　外反母趾の装具は，矯正用装具と足底板，痛みに対するパッチに大別される．

a．矯正用装具
　硬性弾性装具，軟性弾性装具，スプレッダー型装具（セパレーター），サポーターがある．
①硬性弾性装具：ベルクマン型装具に代表される夜間用矯正用装具で，基本的には，（ⅰ）作用点が母趾外側，（ⅱ）支点が母趾MTP関節内側，（ⅲ）力点が中足部外側に来る．ベルトを締めていくと急に矯正力が強まり，硬性なので緩みは少なく，強い矯正力が得られる．矯正力の限界は，（ⅰ）～（ⅲ）の各点の圧力に皮膚が耐えられるかによって決まる．単純な構造でありながら，ベルトで支点や力点を支えることによって支持面積を大きくし，皮膚に対する圧を軽減している．硬性なので強い矯正力が得られる反面，ベルトの締め方で矯正力が激変するので，装着の仕方で効果も副作用も大きく左右されるため，使い方の指導が肝心である．「痛くて目が覚めた

表1　外反母趾の矯正用装具

	矯正力	歩行	靴	副作用
硬性弾性装具	◎	×	×	装着痛
軟性弾性装具	○	○	○	―
スプレッダー型装具	◎	○	○？	第2趾外反
サポーター	○	○	○	―

ら絞めすぎ．朝起きて枕元に装具が転がっていたら緩すぎ．はじめは緩めから始めて，少しずつきつくし，痛くて目が覚めるようになったら，少し緩めて続ける」と説明している．装具による術前の外反拘縮の改善は，手術の成績向上に寄与する．中間位まで徒手矯正できれば，外側の操作は不要となる．特に，DLMO法には重要で有効である．

② 軟性弾性装具：エラスティック繊維などの弾性を利用して母趾を内反させる装具．硬性弾性装具に比べて矯正力は徐々に増減できて調節しやすい反面，矯正角度が小さいと矯正力も小さくなってしまう．

③ スプレッダー型装具（セパレーター）：シリコンラバー，スポンジ，フェルトなどで作られた三角柱の装具で，底辺を遠位に向けて母趾と第2趾の間に挟み，母趾を内反させる．上から靴下を履いたり，ベルトなどで固定すれば歩行時にも使用できる．装用して靴を履くこともできるが，セパレーターの幅の分だけ前足部が広がり，圧迫がひどくなるし，母趾内反，第2趾外反のいずれの力も，靴の反力を受けることになる．最も大きな欠点は，母趾を内反させる力が，同時に同じ大きさの力で第2趾を外反させることである．

④ サポーター：第1中足骨の内反が外反母趾の原因とされているので，M1M5角を締めるサポーターは外反母趾の矯正用装具になる．中足骨パッドをサポーターに組み込んで足底凹になるようにしてセパレーターを併用したものもある．骨頭に掛かるとかえって痛い．

b. 足底板

外反母趾では縦と横のアーチが低下するので，縦アーチに対してはアーチサポート，横アーチに対しては中足骨パッドで対応する．足底板の作製では，外反母趾を①通常の外反母趾，②症候性外反母趾，③PTTD（前述）による外反母趾に分けると考え易い．

c. 痛みに対するパッチ

第Ⅳ章-4-a「パッド」（103ページ）参照．

6 装具処方の実際①―軽度外反母趾の場合―

　軽度（30度未満）外反母趾には，アーチの低下防止のためにアーチサポートと中足骨パッドを付ける．

　立位全荷重で採型し，そのままの形状と高さでアーチサポートを作り，アーチ高の10％の厚みのクッション材をアーチ部に敷く．非荷重の採型も行えれば，全荷重と非荷重のアーチ高の差の1/4から1/3の厚みのクッション材を敷く．従来の半荷重での採型であれば，義肢装具士にアーチ保持が目的と伝える．

　中足骨パッドは，薄めの三角おむすび型で第2中足骨骨頭直下に置く．骨頭下の圧を増大させて横アーチを保持する．骨頭下に胼胝があったり痛みがあったりする症例では中枢にずらす．

　維持が目的なので，装用して気持ちが良いことが大切で，屋内使用のためにバンドで足に付けるが，バレエシューズに入れて屋内でも使用させてもよい．

7 装具処方の実際②―中等度外反母趾の場合―

　中等度（30～40度）の外反母趾ではアーチが低下するので，矯正が必要になる．なぜ，外反母趾が進行すると縦アーチが低下するのかについては明確でない．個人的には，PTTDで外反母趾とアーチ低下が同時に発生するので，踵骨，距骨，楔状骨，中足骨のアーチの水平面でのジグザグ変形が外反母趾を，矢状面での変形がアーチの低下を招くと考えている．足の立体構造が内側に倒れるのが両者の原因ならば，足底板でアーチを矯正すれば，外反母趾の進行防止に役立つ．

　中等度の外反母趾では，縦横のアーチの低下が起こる．第1中足骨が内反すると，長軸方向に対する実効長が短くなり，相対的に第2中足骨が長くな

り，踏み返しでは，母趾の荷重能力は減る．第1中足骨の背屈は，母趾回内と相まって，中足楔状（MC）関節での底屈ベクトルの低下を招き，第1中足骨はさらに背屈して，荷重負担能力を減らす．第2中足骨は基部で固定され，背屈できないので荷重がさらに増大する結果，骨頭下には能力以上の負荷が掛かり，疼痛と胼胝を生じる．

これを防ぐために，アーチサポートで第1中足骨基部を挙上して母趾の屈曲力，踏み返し時の荷重能力を回復させる．アーチの低下を前提に矯正を目指し，立位全荷重採型のアーチの形状と高さで基盤のアーチサポートを作り，アーチ高の15〜25％の厚みの硬めのクッション材で覆う．非荷重の採型も行えれば，全荷重と非荷重のアーチ高の差の1/3の厚みの硬めのクッション材を使う．従来の半荷重での採型であれば，義肢装具士にアーチ矯正回復が目的であることを伝える．

中足骨パッドは，中等度の硬さのクッション材で作り，高さはアーチサポートの高さの1/2とする．第2中足骨骨頭下を中枢に避けて置き，第2中足骨を背屈させ横アーチを挙上するとともに，骨頭下部の圧力を軽減させる．

足底接地時の第2中足骨骨頭部への圧も確かに軽減はされるが，横アーチが低下していたとしても，掛かる圧力はもともと痛みを感じるほどのものではない．大切なのは，踏み替えし時の圧の増加の抑制である．踵が離床すると荷重面積は数分の一に減少，圧は数倍に増加する．結局，患者の感覚頼りの試行錯誤で足底板を作ることになるのだが，試行錯誤の出発点を決め，フィードバックをどちらの方向に掛けるのかは，人手，時間，費用のいずれも節約することになり，なぜそうするのかを考えることが足底板作製にも重要となる．

第VI章
疾患別フローチャート
―痛みと診断―

　本章ではフローチャートの形で，部位による診断の流れを説明する．足は，**足部の前，中，後**と，**足関節，下腿**に分けて考えると考え易い．

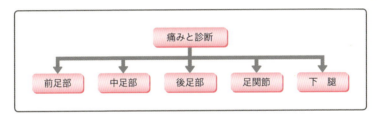

図1　まず部位によって分ける

1 前足部

　前足部は4足動物の前足に匹敵し，大きな荷重を支え，障害も多いので，細かく分ける．まずは内側，中間，外側に分け，さらに**母趾**，**第2～4趾**，**小趾**と分ける．さらに趾先から **PIP 関節**，**MTP 関節**と分ければ，列と行のマトリックスに固有の疾患が入るので，流れに沿えば思い出し易い．

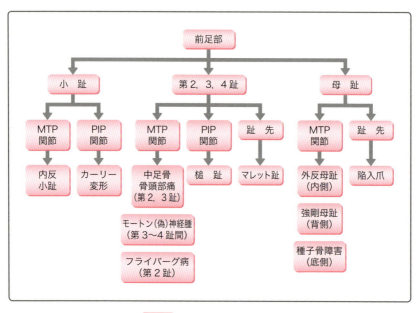

図2　前足部のチャート

2 中足部

　中足部は，足底部，足根骨，中足骨に分けた．中足部は，末梢・中枢，背側・底側，内側・外側の三次元マトリックスで考えられる．しかし煩雑すぎるので，骨性部の背側を中枢の**足根骨部**，末梢の**中足骨部**と，軟部組織の多い**足底部**に分けた．

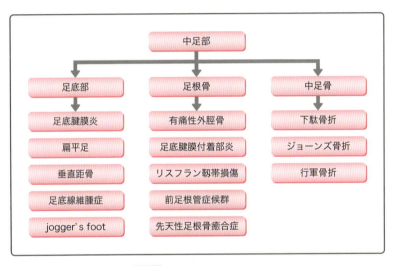

図3　中足部のチャート

③ 後足部

　後足部は足関節とオーバーラップする．アキレス腱付着部の**後方**，足底腱膜付着部の**足底**，ショパール（Chopart）関節を中心とした**前方**に，それぞれ分けた．

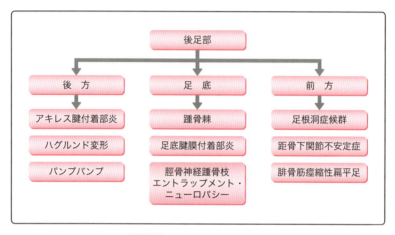

図4　後足部のチャート

4 足関節

　足関節は横断面を測定して，**前方，後方，内側，外側，中心部（奥）** に分けると考え易い．前後は伸筋・屈筋，内外は内がえし・外がえし，奥は関節面に関係する疾患を考える．

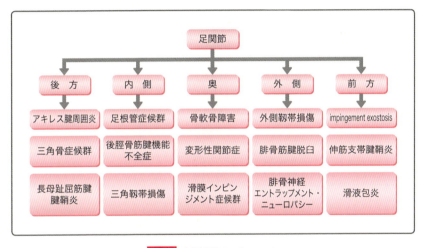

図5　足関節のチャート

⑤ 下　腿

　下腿も前後，内外と考えれば，診断はより容易となるが，ここでは省略している．

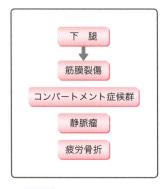

図6 下腿のチャート

第 VII 章

部位と疾患

　本章では，前章のフローチャートでは書き込めなかった疾患を含め，部位別に疾患を列挙した．紹介される疾患は，以下に部位別の一覧としてまとめ，掲載ページを示している．

　巻末の索引でも，アルファベット順，および五十音順に各疾患を掲載しているので，併せて参照いただきたい．

部位別疾患一覧

■趾

a. 母趾
1. 巻き爪　166
2. 陥入爪　167
3. 臍疣　168
4. グロムス(glomus)腫瘍　169
5. 爪下外骨腫　170
6. 外反母趾　170
7. 滑液包炎(母趾MTP関節内側)　172
8. 強剛母趾(強直母趾)　173
9. 母趾種子骨障害　175
10. ターフ・トー(turf toe)　176
11. 痛風　177

b. 第2, 3, 4趾
12. 屈趾変形　179
13. マレット趾　179
14. 槌趾(ハンマー趾, hammer toe)　180
15. カーリー変形　181
16. フライバーグ(Freiberg)病　182
17. モートン(Morton)(偽)神経腫　184
18. モートン(Morton)趾　185
19. 中足骨骨頭部痛(モートン病)　186

c. 小趾
15. カーリー変形　181
20. 先天性趾節骨癒合症　188
21. 内反小趾(バニオネット)　189

d. 趾全部
22. 爪下血腫(黒爪)　190
23. 足底胼胝(タコ)　192
24. 趾間鶏眼　194
25. 鶏眼(魚の目)　195
26. 趾節骨骨折　197
27. 趾骨内軟骨腫　199
28. IP関節の捻挫・脱臼　199
29. 水掻き裂創　201
30. 趾骨骨髄炎　202
31. 巨趾症　203
32. 多趾症　205

| 33 | 合趾症　205
| 34 | 開張足　206
| 110 | 関節リウマチ（RA）　291

■足部

a. 土踏まず

| 35 | 有痛性外脛骨　209
| 36 | 足底腱膜炎　210
| 37 | 足底線維腫症（plantar fibromatosis）　211
| 38 | 内側足底神経エントラップメント・ニューロパシー（jogger's foot）　211
| 39 | コンパートメント症候群（足部）　213
| 40 | 扁平足　214
| 41 | 先天性垂直距骨　216
| 42 | 凹足　217
| 43 | 先天性外反踵足　218
| 44 | 足底疣贅（plantar wart）　218
| 45 | 後脛骨筋腱機能不全症（PTTD）　219

b. 外側縁

| 46 | 腓骨筋腱付着部炎　221
| 47 | 有痛性 os peronei　221
| 48 | 下駄骨折　222
| 49 | ジョーンズ（Jones）骨折　223
| 50 | 立方骨圧迫骨折　226
| 51 | 足根洞症候群　226
| 52 | 腓骨筋腱腱鞘炎　228
| 53 | 踵舟棒（先天性踵舟癒合症）　229
| 54 | 二分靱帯損傷　229
| 55 | 踵骨前方突起骨折　230

c. 甲

| 56 | 前足根管症候群　231
| 57 | リスフラン（Lisfranc）関節変形性関節症　231
| 58 | 足根骨瘤（tarsal boss）　232
| 59 | ケーラー（Köhler）病（第 1 ケーラー病）　232
| 60 | 中足骨疲労骨折（行軍骨折，march fracture）　235
| 61 | 舟状骨疲労骨折　235
| 62 | リスフラン（Lisfranc）靱帯損傷　236
| 63 | 先天性中足骨短縮症　237
| 64 | ショパール（Chopart）関節変形性関節症　238

d. 踵

| 65 | 踵骨棘　239
| 66 | 足底腱膜付着部炎　242
| 67 | 踵脂肪体萎縮　243
| 68 | 踵部低温熱傷　244
| 69 | 浅腓骨神経エントラップメント・ニューロパシー　245
| 70 | アキレス腱周囲炎　246
| 71 | アキレス腱付着部滑液包炎　247
| 72 | 踵骨骨端症〔シェーバー（Sever）病〕　248
| 73 | パンプバンプ（pump bump）　249
| 74 | 靴擦れ　250
| 75 | ハグルンド（Haglund）変形　252
| 76 | 脛骨神経踵骨枝エントラップメント・ニューロパシー　253

■足関節

a. 外側

| 51 | 足根洞症候群　226
| 55 | 踵骨前方突起骨折　230
| 77 | 腓骨筋痙縮性扁平足　253
| 78 | 距骨下関節不安定症　254
| 79 | 足関節外側靱帯損傷　255
| 80 | 前距腓靱帯損傷　257
| 81 | 踵腓靱帯損傷　257
| 82 | 距踵骨間靱帯損傷　258
| 83 | 距骨下関節変形性関節症　258
| 84 | 距骨外側突起骨折　259
| 85 | 陳旧性外果下端剝離骨折　260

| 86 | 腓骨筋腱脱臼 261
| 87 | 足関節滑膜インピンジメント症候群 262

b. 内側
| 76 | 脛骨神経踵骨枝エントラップメント・ニューロパシー 253
| 88 | 先天性足根骨癒合症 263
| 89 | 足根管症候群(tarsal tunnel syndrome) 265

c. 前方
| 87 | 足関節滑膜インピンジメント症候群 262
| 90 | 距骨嘴 268
| 91 | 足関節前方の衝突性外骨腫(impingement exostosis) 269
| 92 | 伸筋腱腱鞘炎 270
| 93 | 伸筋支帯エントラップメント・ニューロパシー 271
| 94 | 足関節部滑液包炎(座りダコ) 273
| 95 | 脛腓靱帯損傷 274

d. 後方
| 70 | アキレス腱周囲炎 246
| 71 | アキレス腱付着部滑液包炎 247
| 72 | 踵骨骨端症〔シェーバー(Sever)病〕 248
| 75 | ハグルンド(Haglund)変形 252
| 96 | 三角骨症候群 274
| 97 | 長母趾屈筋腱腱鞘炎(母趾のばね趾) 276

e. 全体
| 11 | 痛風 177
| 98 | 尖足 278
| 99 | 距骨滑車骨軟骨障害(osteochondral lesion) 279
| 100 | 足関節変形性関節症 281
| 101 | 特発性距骨壊死 283
| 110 | 関節リウマチ(RA) 291

■下腿
| 102 | アキレス腱断裂 284
| 103 | 下腿筋膜裂傷(肉ばなれ) 284
| 104 | コンパートメント症候群(下腿) 285

■足全体
| 105 | 裂足 288
| 106 | 凍瘡, あかぎれ 289
| 107 | 凍傷 289
| 108 | 白癬症(水虫) 290
| 109 | 爪白癬(水虫) 291
| 110 | 関節リウマチ(RA) 291
| 111 | 糖尿病足 294
| 112 | 蜂窩織炎 296
| 113 | バージャー(Buerger)病 296
| 114 | 動脈硬化性閉塞(arteriosclerosis obliterans) 297
| 115 | いわゆる末梢神経障害(peripheral neuropathy) 297
| 116 | レイノー(Raynaud)現象(症候群) 298
| 117 | ズデック(Sudeck)骨萎縮 298
| 118 | RSD(反射性交感神経性異栄養症) 299
| 119 | ステロイド性疲労骨折 299
| 120 | 下肢の短縮 300
| 121 | 先天性内反足 301
| 122 | 先天性内転足 302
| 123 | 矮足 303
| 124 | 先天性絞扼輪 304

1　巻き爪

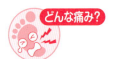
どんな痛み？　何年も前から，爪が丸まって巧く爪が切れない．最近は，靴に当たり，趾に食い込んで痛い．

　50歳以降の中高年で，末梢循環が不良の人に多い．爪床が萎縮し，曲率が小さくなり，爪が筒状になって，爪が高く反り返り，靴に当たって押され，爪角が爪溝に食い込めば，嵌入爪となり痛む．診断は一目瞭然である．足背動脈，後脛骨動脈を触診して血行を確認し，皮膚温，趾の皮膚の色艶，萎縮に注意する．ニッパー型の爪切りで，爪角が爪溝より1mm出る長さで水平に爪を切るように指導し，爪が靴に当たらないトーボックスの高い靴を選ばせる．巻き爪は徐々に進行し，最後には筒状になるが，陥入爪にならなければ爪の切り方で対処できる．爪切りや靴の指導で痛みがとれなければ，形状記憶合金などの弾力性を利用したバネによる矯正を行う．爪床そのものを平坦化しようとする手術は，かえって爪の萎縮や変形の原因になり，結果は良くない．禁煙を指導する．

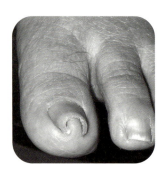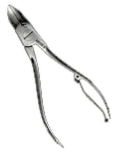

図1　巻き爪とニッパー型の爪切り

2 陥入爪

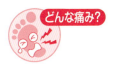 **どんな痛み？** 前から，爪の角が母趾に食い込んで痛かった．2，3週間前から腫れて熱を持ち，じっとしていても痛い．

　若い男性で，スポーツ選手などに多く，母趾の爪角が爪溝に食い込んで，赤く腫れて痛み，浸出液や膿の排出をみる．診断は一目瞭然だが，爪角の部分の皮膚を押すと，激痛があるのが特徴である．母趾の爪角が爪溝から出るときに皮膚に食い込んで，炎症と細菌感染を起こし痛む．腫れと痛みのため，通常の爪切りでは爪角が十分に切除できず，切り残しが槍の穂先状となって，皮膚に食い込む．食い込むから腫れ，腫れるから食い込むという悪循環を起こし，感染を起こせば痛みも腫れもますますひどくなる．

　この悪循環を断つために，まずニッパー型の爪切りか，直の眼科剪刀で，爪角を斜めに切り落とす．思い切って刃先を突っ込まないと切り残すので，

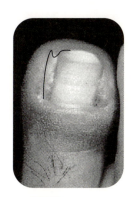

図2 陥入爪
爪角が皮膚に食い込む．

痛みが強い場合には，キシロカイン®液やゼリーで表面麻酔してから切る．その後は毎日2～3回，微温湯に5分間，足をつけてから，水中で軟らかいブラシ（使い古しの歯ブラシ）で，爪溝を中枢から末梢に向かって掃き出し老廃物を排除する．これにはマッサージ効果もあり，温浴と相まって血行を改善し，腫脹を軽減する．石けんを使ったときは，ぬるま湯のシャワーで十分洗浄してから，タオルで押さえるように拭く．指で爪溝を広げるようにしながら，ドライヤーの冷風で乾燥させる．消毒はいらないが，心配ならイソジン®かヒビテン®を1滴爪溝に垂らして浸潤させた後，再びドライヤーの冷風で乾燥させる．浸出液や多少の排膿，出血があっても，応急絆創膏（バンドエイド®）を巻くと爪溝が閉じてドレナージされないので使用しない．包帯は巻かず，代わりに洗いざらしの緩めの靴下を1日何回も履き替えさせる．浸出液や排膿が多いためガーゼが必要なときも，絆創膏はきつく巻かない．爪が伸びて，爪溝から出て，少しでも皮膚から離れるようになるまで，爪は切らない．爪溝から爪が出たら，爪を水平に切る．爪溝の腫れが治まるまでは，1日2，3回の足浴を続け，きつい靴，トーボックスの低い靴を避け，清潔を保つ．初回であれば，9割がこれで治癒する．この方法で改善しなければ，形状記憶合金などの弾力性を利用したバネによる矯正を行う．全抜爪は，再生爪が前より良い爪になることはないので禁忌である．従来から多くの手術法が提唱されてきたが，弾力による矯正以上の成績を出している術式はない．

3 瘭疽

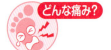
陥入爪を放っておいたら赤く腫れてズキズキ痛み，膿も出てきた．

瘭疽は，母趾に最も多い趾先の蜂窩織炎で，陥入爪による爪周囲炎を原因

とすることが多い．趾（指）尖は一種の閉鎖空間であり，感染を起こすとコンパートメント症候群のように組織内圧が高まり，うっ血を起こして血行不全となり，組織の壊死を生じると感染を悪化させるという悪循環に陥る．また，閉鎖空間における圧の上昇は拍動性の強い痛みを生じる．切開による減圧と排膿が重要であるが，趾尖の脂肪組織は骨膜に達する隔壁で仕切られているので，ドレナージが難しい．感染が骨膜に達すれば，骨に達する魚口切開や側方縦切開で排膿する必要がある．爪変形の原因になるので，抜爪は用いない．

4　グロムス（glomus）腫瘍

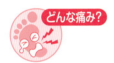
どんな痛み？ 特に原因がないのに，夜になると趾先に拍動性の痛みが起こり，寝られないくらい痛い．

多い疾患ではないが，趾先の強い痛みの原因となる．趾先の血管腫であり，糸球体（glomus）の型をしていることから命名された．強い拍動性の自発痛，圧痛，夜間痛を特徴とする．赤紫色の小斑点が爪下に透視できることもあり，冷水に浸すと数分で耐えがたい痛みを生じる．X線写真で末節骨の圧排像（脈圧による骨圧痕）を見ることもある．この疾患を知っていれば，特徴的な疼痛で診断できる．治療は手術で摘出するが，経爪床で進入するので爪の変形を残し易い．

5 爪下外骨腫

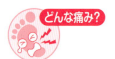
どんな痛み? 爪に靴が当たったり，爪を上から押したりすると痛い．

多い疾患ではないが，爪の変形の原因になり，靴で押されて痛い，あることを知っていれば，X線写真で診断は確定する．骨腫の切除は容易だが，母床の形成ができないと爪は割れたままとなる．

6 外反母趾

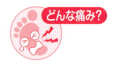
どんな痛み? 母趾の付け根の内側が，30歳頃より徐々に痛くなった．ハイヒールを履いていたせいだと思う．今では普通の靴を履いても痛い．

母趾が，MTP関節で外反して「く」の字状に曲がり，MTP関節の内側が靴に当たって痛む．9：1と女性に多く，女性，遺伝，ハイヒールが三大原因である．ハイヒールを履き始める20歳代前半から好発し，家庭に入ってハイヒールを履かなくなると，変形は治らないが疼痛は治まる．しかし，中等度以上の外反母趾は，その後，歩くだけで変形が進行し，中年になってからは普通の靴でも当たって痛むようになる．

初めは，母趾の外反と第1中足骨の内反だけだが，徐々に前足部の横アーチがつぶれ，MTP関節部での足幅が広がり，開張足となり，内反小趾も合併する．進行すると，母趾は第2趾の下にもぐり込み，第2趾は槌趾となり，

> **コラム** 外反母趾のX線診断

　外反母趾は荷重位の正面像で計測する.
　第1中足骨と母趾基節骨の長軸が成す角度が外反母趾角（HV角）では，通常8度以内で，15～30度を軽度，30～40度を中等度，それ以上を重度の外反母趾とする.
　また，第1中足骨と第2中足骨の長軸が成す角度が中足骨間角（IM角）またはM1M2角では，同じく通常8度以内で，13度までを軽度，20度までを中等度，それ以上を重度とする.

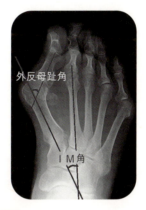

図3 外反母趾の荷重位正面像

中足骨骨頭部足底部には有痛性胼胝ができ，最後にはMTP関節が病的脱臼する.
　治療には，靴の指導や改良，理学・運動療法や装具による保存療法，薬剤やパッチ類による対症療法，手術がある.
　外反母趾に限らず，足の疾患では，靴の指導が第一にされねばならない.外反母趾になりにくい靴と，外反母趾になっても痛みの少ない靴とは，別に考えなければならない.外反母趾の予防のためには，ヒールは3cmまでで，

先端が内側に寄って（内振れ）いて，先が三角形でなく四角形（スクエアー）で，靴の中で趾を動かせる靴を選ぶ．外反母趾の痛み軽減のためには，疼痛部は革を伸ばして広げる．

母趾外反に対しては母趾と第2趾の間に挟む三角形のセパレーターや，バネや伸縮性繊維で母趾を引っ張るもの（ベルクマン型夜間装具），第1中足骨内反に対する中足骨パッド付きのベルトなど，種々の装具がある．手術前の拘縮除去や進行を遅らす効果はあるが，一度生じた変形を，阻止し回復させるほどの効果はない．

疼痛があり，外反母趾角（HV角）が30度，中足骨間角（IM角）が15度を超えれば，手術適応がある．中等症までは中足骨の末梢部，重症では基部で第1中足骨の骨切り術を行う．DLMO法は局所麻酔，外来手術で行え，効果は一般の外反母趾手術に劣らない．

以上の詳細については第Ⅴ章「外反母趾」（141ページ）も参照いただきたい．

7　滑液包炎（母趾 MTP 関節内側）

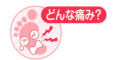

もともと外反母趾があったが，1週間前にきつい靴を履いて歩いてから母趾の付け根の内側が急に痛くなった．腫れて水が貯まっていて，赤く炎症を起こし，じっとしていても痛いし，靴を履いて歩けばもっと痛くなる．

母趾のMTP関節内側が靴に当たって滑液包を作り，それが炎症を起こして滑液が溜まり，腫れて痛む．急に強く痛むのは，滑液が貯まって嚢の内圧が急上昇するせいだから，穿刺してやれば痛みはすぐに軽減する．外反母趾

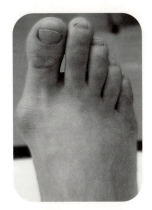

図4 滑液包炎
母趾の付け根が腫れてきている．

　角が小さい割には疼痛と炎症症状が強いのが特徴である．当たらない擦れない靴を履き，外用でNSAIDsを使う．通常，きつすぎる靴で起こるが，時に大きすぎる靴で擦れて炎症を起こすこともある．

8 強剛母趾（強直母趾）

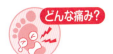
どんな痛み？　中年以降の人が，特に原因はないのに，歩くと母趾の付け根の背側が痛い．

　剣道などスポーツで大きく踏み返しをしたり，大股で歩いたり，床から立ち上がったりするときは，特に痛い．趾を強く背屈させると痛みがひどい．余り踏み返しをしなければ歩いても痛くない．靴を履かないほうが痛みが強い．

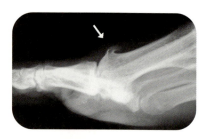

図5 強剛母趾
大きな骨棘が見える．

　母趾のMTP関節が大きくなっているので外反母趾と間違える患者がいるが，痛む場所がMTP関節の背側で，外反母趾とは明らかに異なる．

　「強剛母趾」「強直母趾」「剛直母趾」と色々呼び名があるが，いずれもhallux rigidusの訳語で，母趾MTP関節の変形性関節症で，背屈時に背側の関節縁の骨棘同士が衝突して痛む．X線写真では中足骨頚部背側と基節骨基部背側に衝突による骨棘を認め，他の変形性関節症と同様に，進行すると関節裂隙が狭小化し，最後には関節裂隙が消失して強直となる．関節軟骨が消失すると関節可動域内でも疼痛を生じ，母趾を把持して骨頭方向に押しつけ，回内・回外すると疼痛を訴える．強剛母趾は，靴を履かないほうが痛いのが特徴である．MTP関節の背屈を抑制するため，靴底の硬い，シャンク（底金）を伸ばしたロッカーボトムの靴を処方する．NSAIDsが外用や内服で用いられ，ステロイドの関節注入も著効するが，適応は制限される．関節裂隙が残存し，基節骨を押しつけても痛まないようであれば，中足骨骨頭部の楔状切除術，関節裂隙が消失して圧迫で痛み，関節可動域が少なければ関節固定術を行う．強剛母趾患者は過背屈で体重を掛けるので，人工関節は勧めないが，両側固定すると和室での立ち上がりが難しいので，片側は人工関節を考える．

9 母趾種子骨障害

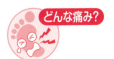 **どんな痛み？** ジョギングをするようになって，母趾の付け根の裏が痛くなった．走らなければ余り痛くない．

　母趾MTP関節の底側には，2本に分かれた短母趾屈筋腱停止部の中に，各々1個ずつの種子骨がある．この障害はスポーツ選手に多いが，底が薄く硬い靴で長距離を歩いても起こす．分裂種子骨，骨折，疲労骨折，偽関節，骨軟骨障害，無腐性壊死から，周囲組織の損傷や炎症，滑液包炎まで，非常に多くの病態が考えられているが，典型例以外，鑑別は難しいので母趾種子骨障害と名付けた．外傷，過剰使用，炎症のいずれが主体かを診断し，固定，運動量の低減，薬剤のどの組み合わせで治療するかを決定する．症状の強さにより，安静固定の程度と期間を決め，NSAIDsを投与して3ヵ月しても治らなければ，ステロイドの局注を行う．除圧と背屈抑制のためシャンクを伸ばし，メタタルザール・バー（中足骨桟）かロッカーボトムの靴を処方する．

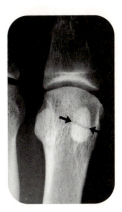

図6 母趾種子骨障害

それでも痛みが消失しなければ，あきらめて痛まない程度に活動を抑えるか，種子骨を摘出する．両側種子骨の摘出は成績が悪いので行わない．競技成績さえ諦めれば，十分な安静期間（走らない期間）と靴や走り方の改善で，スポーツを楽しむ程度には痛みを軽減できる一方，必要な種子骨を片側でも剔出した後に良い競技成績が上げられるとは思えないので，著者は手術を好まない．

10 ターフ・トー（turf toe）

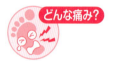
どんな痛み？ 人工芝でアメリカンフットボールをやっていたときにスクラムで上からつぶされ，その際に母趾を強く反らせてから，母趾が痛い．

　母趾MTP関節の捻挫で，スポーツ関係者によく知られる病名である．人工芝の上で，アメリカンフットボールの選手が底の柔らかい靴を履き，母趾を過伸展して起こす．足底部の種子骨・靱帯・関節包構造に損傷を生じ，単なる捻挫から，部分断裂，完全断裂や，骨軟骨障害までを呈し，その程度には差がある．軽症例では，MTP関節の足底部や足背部に圧痛があるが，可動域制限はわずかで腫脹や内出血もない．中等症例では，圧痛，腫脹，可動域制限，内出血のいずれもが認められるが，不安定性はない．重症例では，関節血腫や関節動揺性を認める．軽度のものは，テーピングやステンレスの足底板で過伸展を防止しながら，競技を続行させる．中等度のものは，10日から2週間競技を行うのをやめて，底の曲がらない靴を履き，松葉杖をつかせる．断裂や骨折のある重症例は，6週間のギプス固定，ないしは手術的に修復する．

11 痛風

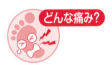
どんな痛み？　母趾の付け根の関節が赤く腫れ，じっとしていても痛い．ちょっと動かしてもズキズキ痛い．

中年以降の男性の母趾 MTP 関節の疼痛で忘れてならないのが痛風の発作である．発作時に来診すれば，結晶性急性関節炎の特徴的な暗赤紫色の色調，関節の腫脹，激しい自発性疼痛，高尿酸血症の既往などで，診断は容易である．急性期には，化膿性関節炎くらいしか鑑別に迷う疾患はないが，打撲や捻挫をきっかけに発作を起こすことがあるので，発作から数日して受診されると迷うこともある．発作を起こすと，尿酸が関節内に析出し，血中の尿酸値はかえって低下するので，発作直後に採血すると尿酸値が正常範囲内のこともある．水虫などがあって表在感染があると白血球数，CRP，赤沈も亢進するので，化膿性関節炎がいつも念頭にちらつくが，糖尿病でもない限り滅多にない．

a. 痛風の証明

痛風は，関節液中に偏光顕微鏡で針状の尿酸結晶を証明すれば確定する．ただ，痛風の発作時でも，母趾 MTP 関節から関節液を採取するのは難しい．ブルーシリンジに付けた26ゲージ針で吸引するが，だめなら注射筒を外し，関節を圧迫して絞り出す．それでもだめなら針穴から1滴でも絞り出す．1滴あればスライドグラスに延ばし，偏光顕微鏡で見れば光っている．普通の顕微鏡でも，結晶が貪食細胞中に細い棒状の形で見えるので，偏光顕微鏡がないといってあきらめることはない．

b. 診断的治療

イヌサフラン（ユリ科の球根植物）から抽出されるコルヒチンは，エジプ

ト文明の時代から痛風の薬として知られていた．コルヒチンは，痛風の発作には特効的に効くが，化膿性関節炎や外傷にはまったく効かない．だから1時間毎に1錠（0.5 mg）ずつ，疼痛が治まるまで内服させ，痛みが治まれば痛風とし，8時間以内に治まらなければ痛風を否定する診断的治療法があった．治療しながら診断できるので良い診断法だったが，最近はコルヒチンの消化器症状や骨髄抑制の副作用から，治療薬としてのコルヒチンはインドメタシンなどのNSAIDsにその席を譲っている．しかし，長期投与はともかくとして最初の診断に迷った場合には，患者にも喜ばれ信頼性も高いので，診断的治療としては著者は未だに愛用している．

c. 発作の予防

何回か発作を経験した痛風の患者は，発作の前兆を感じるようになる．その時点でコルヒチンを1錠内服させると発作を抑えることができるが，インドメタシンでは難しい．発作の予防はコルヒチン1錠を内服させ，発作が起こってしまえばインドメタシンの坐薬で治療する．

d. 治療が発作を誘発

コルヒチンもNSAIDsも痛風の対症療法の薬で，治療薬ではない．尿酸の生成阻害薬（アロプリノール；ザイロリック®など），または排泄促進薬（ベンズブロマロン；ユリノーム®など）で尿酸値を下げなければならないが，痛風は全身疾患であるから内科医に紹介する．治療を開始するとき，急に尿酸値を下げると発作を起こし易いので，発作時の尿酸値が正常範囲内になっても3ヵ月は発作に注意させなければいけない．

12 屈趾変形

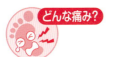 趾先に胼胝ができて痛い．

　槌趾やマレット趾で趾の DIP 関節が屈曲拘縮となり，靴底や床に当たって胼胝を形成し痛む．脳性小児麻痺や中枢神経障害による長趾屈筋の過緊張，外傷やコンパートメント症候群による長趾屈筋の短縮が原因となる．靴の中敷に穴をあけて除圧し，だめなら腱切離術を行う．

13 マレット趾

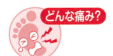 趾の先端が底屈して胼胝になり，踏みしめようとすると痛い．

　長母趾屈筋腱，長趾屈筋腱の脳性小児麻痺や中枢神経障害による過緊張や，外傷やコンパートメント症候群による拘縮のため DIP（IP）関節が屈曲し，趾先に有痛性の胼胝ができ，爪が弯曲する．屈趾変形と同様に，靴の中敷に穴をあけて除圧し，だめなら局所麻酔で側方から腱切離術を行う．

14 槌趾（ハンマー趾，hammer toe）

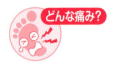

どんな痛み？ 外側趾（母趾以外の趾）のMTP関節が背屈し，PIP関節が屈曲して，靴の甲に当たって痛い．以前は指で戻せば真っ直ぐになったが，最近はPIP関節がとうとう伸びなくなってしまった．趾先やPIP関節の背側，MTP関節の測定部に胼胝ができ，靴に当たって痛い．

　MTP関節が過伸展し，PIP関節が屈曲する変形で，ハンマー趾（hammer toe）とも呼ばれる．小さすぎる靴を無理に履いて，趾先から押されて趾が電車のパンタグラフのように折り畳まれて起こる．PIP関節の背側が靴の甲革に当たって，色素沈着からタコ（胼胝），魚の目（鶏眼）まで起こす．趾先にも胼胝ができる．小さすぎる靴を履くのをやめ，靴先に余裕があり，趾が動かせる靴を履かせる．ただし，反対に大きすぎる靴を履いて，脱げないように趾が屈曲したり，前に滑って圧迫されることもある．リング状パッドの貼付や，マッサージ，テーピングなどで治らず，疼痛が強ければ，手術が必要である．

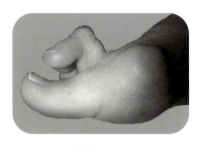

図7 槌趾

15 カーリー変形

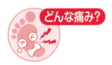

子供の小趾や第4趾が母趾側にカーブ（弯曲）している．（母親の）自分も同じで，パンプスやハイヒールを履くようになって，隣の趾に爪が当たり，魚の目になって痛い．

　Curly toe の訳語で，お菓子の「カール」や髪が「カールする」と同じ語源である．小趾が第4趾に向かって弯曲する変形で，第4趾，さらに第3趾に及ぶ．欧米に多く，わが国には珍しいとされてきたが，気をつけてみればわが国にも少なくない．特に大きな障害もないので，見過ごしてきたのであろう．単に関節で内反するのではなく，全体として弯曲し回外している．皮膚の皺壁が少なく，少し低形成の感じを受け，趾節骨の先天性癒合を合併することが多い．原則的には障害を起こさないので放置するが，親が心配するので経過観察とすることもある．しかし，小児期のテーピングや装具は百害

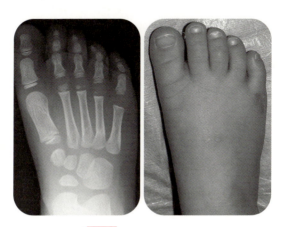

図8　カーリー変形

あって一利なしで行うべきではない．成人して，爪が隣接趾を傷つけ，痛みの強い魚の目が応急絆創膏（バンドエイド®）などで改善できない場合には，矯正骨切り術を個々の趾に行うこともある．欧米では合趾症にする手術も行われているが，わが国では禁忌である．

16 フライバーグ（Freiberg）病

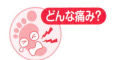
高校からバスケットボールのクラブに入った．走ったりジャンプしたりすると第2趾の付け根が痛い．歩いていても，踏み返すときに痛い．

　第2ケーラー（Köhler）病とも呼ばれ，骨端症の一つとされてきた中足骨骨頭の無腐性壊死である．大多数が第2中足骨に発生し，圧倒的に女性に多く（9：1），発育旺盛でスポーツ活動が活発な13～19歳に発症する．踏み返

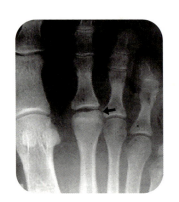

図9 フライバーグ病
第2中足骨の骨頭が扁平化している．

し時に，第2 MTP関節に痛みがあり，運動で増悪する．圧痛と腫脹があるが，発赤，熱感はない．軸圧をかけたり，MTP関節の背屈を強制したりすると痛みが強くなる．X線写真で骨頭の扁平化，硬化像や分節像を認める．放置しても，運動量の減少や自然経過により，多くは疼痛が寛解する．しかし，骨頭の変形が残り，40歳代から変形性関節症を生じ，疼痛が再発する症例もある．これを防止するためには，運動量を減らし，MTP関節の背屈を抑制する足底板や底の硬い運動靴を処方する．疼痛に対してNSAIDsの外用，時に内服も使用するが，対症療法に過ぎない．温熱療法，理学療法も同様である．どうしてもスポーツ活動をやめたくない患者には，骨頭の足底側の正常な関節面を回転させて基節骨関節面に対向させる回転骨切り術を行う．

> **コラム** 第1と第2ケーラー病
>
> フライバーグ病とケーラー病は，同じ足の骨端症に属し，同じケーラー病と呼ばれていたので，似たような疾患と思われがちである．しかし，ケーラー病（第1ケーラー病）が放置しても完全に元通りに治癒するのに対し（「ケーラー病（第1ケーラー病）」232ページ参照），フライバーグ病（第2ケーラー病）は変形を残し，将来，変形性関節症となって痛みや運動制限の原因になることもあるので完全に区別し，治療方針もまったく別に考えなければならない．

17 モートン（Morton）（偽）神経腫

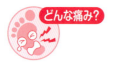
どんな痛み？ 旅行で歩きすぎてから，第3趾と第4趾の付け根が痛み，趾の間に痛みが響く．きつめの靴を履くと痛いし，そうかといって裸足で床の上を歩いても痛い．

　神経腫と称するが真の腫瘍ではなく，神経線維間の膠組織が圧迫により反応性に増殖し，神経が紡錘状に肥大した偽神経腫である．外側と内側の足底神経の交通枝があるため，第3・4趾間の総趾神経の移動性が乏しく，荷重時，骨頭下から逃げられず，圧迫され易いと考えられている．踏みつぶされると炎症を起こし，軸索間の線維化を生じ，神経が紡錘状に肥大する．一度踏みつぶされ肥大すると，再び踏みつけられ易くなり，悪循環に陥る．末梢側の深部中足骨間横靱帯による絞扼性神経症（エントラップメント・ニューロパシー）とも考えられている．典型的には第3趾の外側，第4趾の内側に焼けるような放散痛を生じるが，踏み返し時の疼痛，局所の圧痛を主訴とすることのほうが多い．踏み返し時には，骨頭部が突出して圧が集中するばかりでなく，神経が伸展され，開張足が強くなり靴の中では内外側から押されて骨頭間が狭まり，神経が圧迫され易くなる．そのため，安静と趾の背屈を防止するために，長めのシャンクを入れたロッカーボトムで幅の広めの靴を処方する．エントラップメント・ニューロパシーが本態なので，局所のNSAIDs，ステロイドの局注も有効である．

18 モートン（Morton）趾

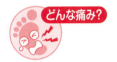
どんな痛み？ 母趾に比べて第2趾が長めだったが，第2趾MPT関節の足底に胼胝ができ，長く歩くと痛くなってきた．

Dudley Joy Morton は 1927 年，先天的に第1中足骨が太く短く，相対的に長い第2，第3中足骨の骨頭下に荷重が集中して胼胝と疼痛を生じる病態を「モートン趾」として発表した．後に第2趾が長いだけのギリシャ型の人が中足骨骨頭部痛を訴えるとモートン趾と診断するようになり，ついには中足骨骨頭部痛すべてをモートン趾と呼ぶようになり，混乱の原因となった（「コラム：混乱する病名―「モートン病」―」73 ページ参照）．

モートン趾の病態は，外反母趾術後の転位性中足骨骨頭部痛（transfer metatarsalgia）とまったく同じである．したがって，外反母趾術後の転位性中足骨骨頭部痛と同じ第2中足骨短縮術が適応になる．第1中足骨の仮骨延長も考えられるが，手術で短くなったのを戻すのとは異なり，筋腱のバランスが変わるので可動域制限をきたし易い．

コラム　転位する痛み―転位性中足骨骨頭部痛―

外反母趾の術後に，術前には母趾 MTP 関節内側にあった痛みが治り，新たに第2中足骨骨頭部の足底の痛みとして生じることがある．あたかも疼痛が転位したようなので，これを転位性中足骨骨頭部痛という．

第1中足骨の矯正骨切り時に短縮が起こり，相対的に第2中足骨が長すぎることになり，圧が集中して胼胝を形成して痛む．第2中足骨基部の固定性が強固なため，長くなっても背屈しないことも原因である．

19 中足骨骨頭部痛（モートン病）

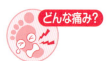 どんな痛み？　第2〜第4趾のMTP関節の足裏に胼胝ができて，歩くと当たって痛い．

　中足骨骨頭部足底部の痛みで，metatarsalgia の訳語だが，坐骨神経痛と同様，疾患名としては疑問が残る．中年期以降の女性に多く，横アーチが破綻して開張足となり，母趾，小趾の荷重能力が減少する．第2，第3趾がその肩代わりをするため，第2，第3中足骨骨頭部の荷重が増加し，足底に胼胝ができて荷重時に痛む．外反母趾に合併したり，外反母趾の術後に生じたりすることも少なくない．リング状パッチやクッションで局所を除圧し，アーチサポートにより荷重を分散し，中足骨パッドにより横アーチを回復させ，低いヒールで荷重を後方へ移動する．

　近年，神経腫の有無とは関係なく「モートン病」と称されることが増えているが，まぎらわしい名称なので使わないほうがよい（「コラム：混乱する病名―「モートン病」―」73 ページ参照）．

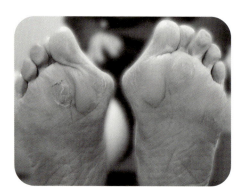

図10　中足骨骨頭部の胼胝

コラム 最近の若い人は

最近の若い女性には，軟らかく長く平たい足を持つ人が多くなった．もともと，第1および第4，第5中足骨は中足楔状（MC）関節で底背屈し易いが，このような柔らかい足では，関節の柔軟性が著しいので，その傾向がさらに強い．踵が離床（heel off）すると，床からの反力は中足骨骨頭部に集中する．中足骨がMC関節で背屈しようとして回転モーメントが発生するが，中足骨が長いとアームが大きくなるのでモーメントは増加する．

一方，平たい足では，中足骨の背屈に抵抗している足底側の靭帯，筋，腱の付着角が小さくなり，底屈方向のベクトルは減少する．こうして背屈力は増加し，底屈力が減れば，ついにはバランスが崩れて背屈する．中足骨が長いとMC関節のわずかな角度変化でも，中足骨骨頭の位置が大きく変わる．したがって，変化はすぐに中足骨骨頭に及び，荷重が第1，第5骨頭部から第2，第3骨頭部に集中して有痛性の胼胝を作り，中足骨骨頭部痛を起こす．

コラム 時代による足の形の変化

若い女子を中心に，狭く，平たく，長い足が増えている気がする．しっかりした調査研究は聞かないが，医者の中にも「こんにゃく足」などと名付けて悪口を言う人もいるので，事実であれば心配である．こんにゃく足と悪口を叩かれるだけあって，単に「長」「平」「狭」だけでなく，「ぐにゃ」として柔らかく湿っぽく，当然アーチも低く扁平足である．特に若年性扁平足と言える疼痛などの症状があるわけではないが，易疲労感がないかというと「疲れ易い」との答えは返ってくる．

この「こんにゃく足」を見て，対照的なものとして思い出すのは，登呂遺跡の弥生人の足跡である．足跡から想像される広くて短くて厚い足は，見るからに安定していて，大地を踏みしめ，力を確実に地面に伝える感じがする．これに対して，現代の若い女性の足は，病的でないとしても，このままで良いのだろうかと不安感を抱かせるものではある．

20 先天性趾節骨癒合症

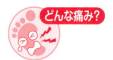 第4趾と小趾の間に魚の目ができて痛い．爪の角が隣接趾に食い込んで痛い．

　進化したのか退化したのか分からないが，小趾の末節骨と中節骨が先天的に癒合している人は全体の半数以上と少なくない．第4趾，さらに第3趾までDIP関節が癒合することもある．小趾ではPIP関節も癒合し1本の趾節になることもあるが，それはまれである．短趾症とは異なり，長さも正常でDIP関節部での膨らみも残している．特に障害はないが，DIP関節が動かないので関節部の膨らみが靴や隣接趾に当たり，鶏眼の原因になることがある．

21 内反小趾（バニオネット）

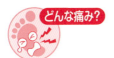
どんな痛み？ 細身のパンプスやハイヒールを履いてから，小趾の外側に胼胝ができ，靴に当たって痛い．

外反母趾と対称的に，小趾が内側に曲がる変形である．①M4M5角が大きい，②中足骨が末梢で外側に弯曲する，③第5 MTP関節だけが内反する，という3種類の内反小趾がある．第5 MTP関節外側が出っ張って靴に当たるほか，爪の外側に鶏眼ができたり，第4趾に爪が食い込んだりして痛い．母趾に比べて小さいので変形が目立たないためか，内反小趾を主訴に来院する患者は少ない．しかし，頻度，痛みの強さ共に，外反母趾に匹敵するか，それ以上である．パッドやパッチで対症的に治療するほか，靴を手直しする．手術は，おおむね末梢での矯正骨切り術で対処し得る．外反母趾同様，DLMO法で日帰り手術が可能である．

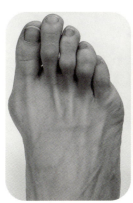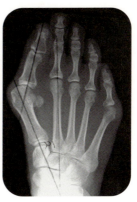

図11 M4M5角が広い内反小趾

22 爪下血腫（黒爪）

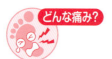 石を爪の上に落としたら，爪の下が内出血して黒くなり，そっとしておいてもズキズキ痛い．

　趾に物を落としたり挟んだりして，爪の下に出血すると，爪が青黒くなってズキズキ痛む．きつい靴を履いて爪が圧迫され続けたり，逆に大きすぎる靴を履いて趾で踏ん張ることで爪の下に出血したりして，爪が浮いてしまうこともある．原因が分かっていれば，診断は一目瞭然である．

　外傷の爪下血腫では，趾骨骨折があるかどうかが問題になる．爪下血腫の痛みは，閉鎖腔に出血して内圧が高まるためである．趾骨がぽっきり折れているような場合には，かえってズキズキする自発痛は弱いので，自発痛で骨折を鑑別することは難しい．骨折があれば，爪を触らずに先端から押しても痛みがあり，趾腹から押したほうが爪を押したときより痛いが，骨折を疑えばX線写真を撮ったほうが早いだろう．爪下血腫は非常に痛いが，血液を排除してやれば嘘のように痛みが引き，患者にも感謝される（「コラム：爪下血腫の処置—焼きゴテ法と錐もみ法—」次ページ参照）．

　爪が爪床より剥離してしまうと，新たな爪が下から生えてきて，古い爪は自然に脱落する．老化して循環が悪くなると，爪の再生に時間が掛かるばかりでなく，菲薄，扁平，変形した爪しか再生しなくなるので，注意が必要となる．きつい靴ばかりでなく，大きすぎる靴で足が前後に滑り，趾尖が靴に衝突して起こることも少なくない．

コラム　爪下血腫の処置―焼きゴテ法と錐もみ法―

■**焼きゴテ法**

　クリップの端をほどき「L」字状にする．ガスライターで先端を灼熱するまで加熱し，爪の黒い部分に押し当て，「ジュッ」と音がするまで押し込む．血が吹き出てくるので，そこですぐに止める．もちろん，それ以上押し込めば患者は痛がって悲鳴を上げる．怖そうな方法であるが，爪を焼き切った瞬間に血液が爆発的に蒸発し，蒸気に押し出された血液が針金の周りから噴出し，針金の先端を冷やす．ちょっとしたコツを覚えれば，危険はない．新鮮例では出血が続くので，缶ジュースに2つの孔をあけるのと同じ要領で対孔をあけないと流出が悪くなり詰まる．2つ目の孔を焼き切るときには，爪の下にすでに血液はなく，空間だけだから，最初のときよりも慎重に行う．痛くて一晩寝られなかった痛みが瞬時になくなるので，患者に感謝される良い方法である．

■**錐もみ法**

　焼きゴテ法では怖いという患者や医者には，もう1つの方法がある．これは18ゲージのディスポ注射針を錐のようにして使い，爪に穿孔する方法である．注射針を爪に垂直に立て，錐をもみ込むようにくるくる回して穴を穿っていくと，血が針先から滲み出てくる．押し込む力を減らして，針の先の縁で孔を広げるように回転させていくと血が噴き出してくるので，ここで止める．焼きゴテ法と同様に対孔をあけるが，2本目は血液が噴き出さないので慎重に行う．これも，爪床を刺してしまいそうで怖いが，やはり爪下血腫では爪の下に空間があるので，慣れれば簡単である．ちなみに，18ゲージの針にはSB針とカット針があり，針先の角度が違う．錐もみ法は，先が少し鈍なSB針のほうがやり易い．

23 足底胼胝（タコ）

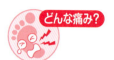 「メタボ」と言われてウォーキングを始めたら，足の裏に胼胝ができて痛い．

　胼胝も鶏眼も圧に対する皮膚の防御反応で，同じ角質の増殖である．健康のためやスポーツによる過剰な力の集中と，加齢による皮下組織の菲薄化による圧の集中が原因である．胼胝と痛みが時期も場所も同じくして起こるので，胼胝が疼痛の原因と誤解され易いが，胼胝も疼痛も過剰な力や圧の集中を原因とした結果であり，直接の因果関係にはない．したがって，胼胝をいくら削っても痛みはとれないどころか，防御壁である胼胝を薄くしてしまうと，かえって痛みが強くなることもある．

　胼胝を取るためには，原因である圧の集中をなくすように，クッション性のある足底板を敷いたり，靴の当たる箇所を伸ばしたり，厚手の靴下を履いたりすることが良い結果をもたらす．

コラム　タコは痛みの原因ではない！?

　「足の裏に胼胝ができて痛いので取って下さい」という訴えは，よく耳にする．確かに，胼胝の場所を押すと痛がる．でも，「せっかく取ってもらったのですが，痛みがとれません」とか，「またすぐにできてしまいました」という訴えも聞く．ほとんどの患者，そして時には医者も，胼胝が痛みの原因だと思っているが，それは誤りである．

　胼胝は腫瘍ではなく，過剰な圧力が皮膚に加わり，防御反応として角質が増殖，肥厚した結果である．胼胝も鶏眼も組織学的には同じ角質の肥厚であるが，鶏眼は押せば非常に痛く，胼胝は余り痛くない．これは，角質の肥厚形態の違いで，鶏眼は槍の穂先のように皮膚に食い込み，円錐形に増殖して先端に

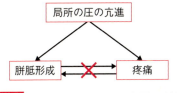

図12 タコも痛みも圧の亢進の結果

表1 皮膚に対する圧力を減じる手術

- バニオンに対する外反母趾手術
- バニオネットに対する内反小趾手術
- PIP背側，趾尖部の胼胝に対する槌趾手術
- 趾間胼胝に対するIP関節切除術，カーリー変形矯正骨切り術
- パンプバンプに対するハグルンド（Haglund）変形の矯正術
- 有痛性外脛骨部の胼胝に対する骨切除術

圧が集中し，激しい痛みを生じる．胼胝は台地状に盛り上がるように肥厚し，圧を集中させることはない．角質が肥厚した分だけ，鎧のように圧を遮断し圧を分散させるので，かえって疼痛は軽減する．

では，なぜ，患者は胼胝が疼痛の原因だと信じるのであろうか？　それは，痛い所に胼胝ができ，胼胝のできた所が痛むからである．人間はいつも2つの事象が同時に出現したり消えたりすると，両者の間に因果関係があると考えがちであるが，それだけでは因果関係があるともないとも言えない．

簡単に言うと，胼胝も疼痛も過剰な圧力による結果である（図12）．大きな圧が掛かる部位には，疼痛が起こり胼胝ができる．胼胝は疼痛の，疼痛は胼胝の原因ではないので，胼胝を取っても疼痛は取れない．両者の原因である過大な圧力を放置すれば，いくら胼胝を取っても再発し，痛みもなくならない．逆に，外反母趾の手術で第2中足骨骨頭部の圧を減らしてやれば，胼胝を放置していても3ヵ月ほどで胼胝は消失する．

だから，足底の胼胝は過大な圧に対する正当な防御反応ととらえて，足底板やパッドなどで減圧を心がけるか，手術的に原因を除去しなければならない．手術的な方法としては表1のものなどが挙げられる．

保存的には，パッドと足底板による処置がある．最近ではフットケアの材料として，種々の胼胝除圧用フェルトパッドが市販されていて，円形，楕円形か

らドーナツ型のクッション材まで，厚みも大きさも揃っている．胼胝と基底の骨性隆起の大きさ・形状に合わせて使用する．ギプスの下巻き材料として接着テープの付いた厚いフェルト材もあり，自由にカッターで切り出し，辺縁を斜めに削ぎ落とせばカスタムメードの除圧パッドができあがる．過剰な圧力で起こる疼痛に対して鎮痛剤より効果がある．

　局所の除圧だけならパッド，足底全体で圧の分散を考えるのであれば足底板が適応になる．足底板ではアーチサポートによる土踏まずへの荷重分担，パッドでは中足骨パッドによる荷重の分担と中足骨骨頭部への圧の回避による除圧が主な効果となる．

24　趾間鶏眼

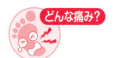
どんな痛み？　きつい靴を履いていたら，趾の間に魚の目ができ，当たって痛い．

　隣の趾の爪や関節膨大部が当たって，趾間に鶏眼を生じることがある．多くの場合，外側趾列に起こり，幅の狭すぎる小さなハイヒールが原因となるので適切な幅と長さの靴を指導する．趾に筒状のクッションをはめたり，5本趾靴下を履かせたり，鶏眼の上にリング状パッドを当てたりして経過をみるが，一度できた鶏眼は靴を改善してもなかなか消えないことがある．その場合には，基礎に内反小趾，先天性趾節骨癒合症，カーリー変形があることが多く，それぞれの対処を要する．

25 鶏眼（魚の目）

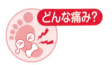
どんな痛み？ 小趾の先端や趾間に小さな硬く透明な塊ができて，当たって痛い．

　鶏眼は角質が円錐形に皮膚に食い込むように増殖し，先端部に圧が集中するために，激しい痛みが生じる．同じ過剰な圧に対する，生体の防御的反応としての角質の増殖という点で，胼胝と変わらないものである．しかし，鶏眼の中心を成す角栓（「芯」「コーン」「眼」などと呼ばれる）は，通常2週間程度で剝脱消失してしまうはずの角質層の死んだ細胞の硬質ケラチンが蓄積したもので，過剰な圧力を解消しても，円錐の形状でもたらされる圧の集中により，先端での過剰な圧は改善されず，ケラチンは蓄積し続け，自然に消失はしない．したがって，疼痛が続く場合が多く，一度は芯を取らないと鶏眼は治りにくい．

　鶏眼を摘出するには，事前にスピール膏を貼付して周囲の角質を軟化させ，角栓を分離しておくのがコツである．中心の芯（透明な角栓）を確認し，摘出予定の3日前に角栓より幅が1mm大きいスピール膏を貼付し，上からずれないようにバンドエイド®（著者注：ガーゼがセパレーターとなりスピール膏の位置を固定するとともに，取り替えるときもスピール膏がずれたり，剝がれたりしない）で覆う．その後は患者に管理させ，風呂にもそのまま入らせて，ずれたら貼り直させる．

　摘出は曲の眼科剪刀で周囲より剝離して，掘り起こす．特に，麻酔も消毒もいらないが，出血したら消毒して絆創膏で覆う．軟化が不十分の場合は，芯をモスキート鉗子でつまみ上げ，尖刃で周囲から剝離して摘出するが，手慣れていてもメスが滑って出血させ易く，痛みもあるので，スピール膏を再度貼付し直して，後日再挑戦するほうがよい．

　なぜ，同じ圧による角質の増殖が鶏眼と胼胝に分かれるのか，明らかでな

い．おそらく，胼胝では 2 週間で剝脱消失するはずのケラチンが，鶏眼ではより強い圧力で過剰に蓄積し，剝脱しないうちに，外圧で内に内にと押し込まれ円錐状になり，先端部の圧がさらに高まり，ケラチンの蓄積に拍車を掛けるという悪循環が生じるのが原因であろう．だから，胼胝と同じ除圧が必要かつ有効だが，この悪循環を絶つためには前もっての角栓の除去が必要になる．

　鶏眼形成には大きい圧力を要するので，絶対的な力の大きさというよりも，むしろ圧の集中の程度が強い必要があり，皮下組織が薄く骨がすぐ触れる部位にでき易く，胼胝ほど広い範囲にはできない．狭い場所に力が集中的に加わるような，IP 関節の骨性隆起同士がぶつかり合う趾間など，狭く，浅く，硬い部位に鶏眼はできるので，広く，厚く，軟らかくしてやれば防止できる．趾間の鶏眼には，両側にバンドエイド®を貼る，5 本趾靴下を履く，フェルトのパッドを挟む，ジェリーパッドや羊毛を巻くといった対策も効果的である．

　小趾の末節中節間癒合症は半数以上の人にみられるので，どちらが奇形か分からないが，癒合した DIP 関節部に骨性隆起が残っているのに可動性はないため，第 4 趾とぶつかると避けられず，鶏眼を作り易い．同様に，カーリー変形は通常何の障害も起こさないが，外側趾の爪が隣接趾に当たって鶏眼や潰瘍を作ることがある．

　鶏眼とは異なるが，先細で捨て寸（靴先の余裕空間，趾の入らない靴の先端部）の少ない靴を履き続けていると，指尖部が鶏眼のように硬いケラチンの円錐になり痛むことがある．

　同様に，小趾の爪の外側の皮膚が靴と爪に挟まれ擦られると，ケラチンが蓄積して鶏眼のように痛む．また，角質化した皮膚と重なって副爪が大きなささくれとなり，引っかかって痛む．

26 趾節骨骨折

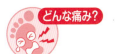 **どんな痛み？** 机の角に趾をぶつけたら，腫れて猛烈に痛い．

　机の角を蹴飛ばしたり，ドアの下に趾を突っ込んだり，上に物を落としたりして，趾の骨を折ることは少なくない．原因が明らかで，疼痛があり腫脹していれば，骨折を考えることは容易である．しかし，臨床症状から単なる打撲や捻挫と骨折を区別するには，注意深く介達痛を確認する必要がある．骨折ならば，圧痛のある部分を避け，関節が動かないように軸圧をかけたときにも痛みがある．捻挫や脱臼の後で骨折がないときは，関節を動かさなければ痛みはない．爪の先で注意深く押していくと「マルゲーニュ（Malgaigne）圧痛点」と呼ばれる局在した痛みがある．X線写真を見れば一目瞭然という考え方もあるが，骨折の有無の診断をX線写真に頼るのでは情けない．栄養血管の進入孔や骨端線，種子骨や副骨を骨折と間違えたり，先天性趾節骨癒合症の癒合部での骨折を関節裂隙と思って見過ごしたりしないためにも，骨折は理学所見で診断し，X線写真で確認するという気概が欲しい．

　趾の骨折というとアルフェンス®〔アルケア社製；スポンジのクッション材の付いたアルミ製の副子（10号をよく使う）〕と考えがちだが，アルフェンス®は足の裏に当たって非常に歩きにくい．ただ，隣の趾と絆創膏で固定するだけで足りることが多いが，受傷直後は腫れるので，緩く固定しないと締まって危ない．母趾以外の骨折は，屈伸時に隣接趾と干渉しなければ，少々変形が残っても支障はない．その意味でも，隣の趾と絆創膏固定をして動かしていれば，自然に良い位置に戻るはずである．母趾の場合には偽関節になることもあるので，絆創膏固定をしたうえで，3週間は非荷重を守らせる．非荷重が守れなかったり，関節面にかかる母趾の骨折では，手術を要する．

コラム 小趾のオカルト骨折

　小趾はぶつけ易い場所である．打撲後にＸ線写真では骨折がないと言われたのに，「痛みが続く」と訴えて来院する患者がいる．Ｘ線写真を撮ってみると，先天性趾節骨癒合症のDIP関節だったところの膨らみで骨折している．本来，関節裂隙であるべきところが骨折しても，骨折だとは思わない．骨折特有の軸圧に対する痛みや，運動痛があるのだが，Ｘ線写真に先に目が行ってしまう．Ｘ線写真でも，その気で見れば関節裂隙と違って鋭い縁なのだが，あるべきものがなくて，ないはずのものがあるというややこしい話なので間違える．「３つあるはずのものが３つに見えるのだから，間違えるのも無理はない」と患者に説明している．

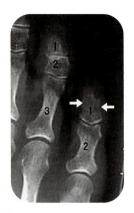

図13 小趾の趾節が２つしかない

27 趾骨内軟骨腫

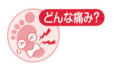
どんな痛み？ 特にぶつけたわけでもないのに，歩いていたところ趾が急に痛くなった．

　多い疾患ではないが，痛みが先行し，特に外傷がないのに骨折を起こし，急に痛みが増強する．診断はX線写真による．骨折を起こすと仮骨ができて軟骨腫そのものが自然治癒する症例もある．折れる前であれば，手術で掻爬し骨移植することもできる．

28 IP関節の捻挫・脱臼

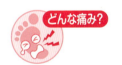
どんな痛み？ 趾をドアの間に挟んで捻ったら，曲がってしまって痛い．

　趾の脱臼をみる機会は多くない．手指に比べて短く，靴に守られているためであろう．「趾をぶつけたときは曲がっていたけど，自分で引っ張って治した」「自然に治った」という話をよく聞く．種子骨や腱の嵌頓がなければ，医者にかかる前に脱臼が自然整復されてしまうことが多いのだろう．したがって，ひどい捻挫と整復された脱臼とは区別が付きにくい．関節の不安定性が残っていれば脱臼だが，初期には痛くて検査もできないし，整復されていれば隣接趾との絆創膏固定以上の処置は，母趾を除き必要ない．母趾の場合は，MTP関節の伸展拘縮や種子骨複合構造の障害を残すと，痛みの原因になるばかりでなく変形性関節症の原因となるので，3週間の中間位固定と荷重軽減が必要である．

コラム　ギリシャ型とエジプト型

いつの頃からか，第2趾より母趾が短い足をギリシャ型，長い足をエジプト型，同じ長さの足を方形型と呼んでいる．母趾が長いと靴で押され易いので，エジプト型の人に外反母趾が多いとされてきた．しかし，最近の研究では，その証拠はないと報告されている．

ちなみに，エジプト人に母趾が長い人が多く，ギリシャ人に短い人が多いわけではない．エジプトの壁画で母趾が長く描かれ，ギリシャの彫刻では母趾が短いものが多いことが，その理由らしい．

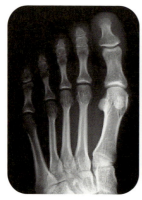 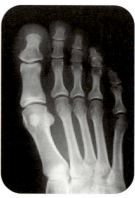

エジプト型　　　　　ギリシャ型

図14　足の形

29 水掻き裂創

どんな痛み？ 小趾を椅子の足に引っかけたら，趾の股が裂けた．

　小趾を物に引っかけて，第4・5趾間の水掻き部を裂く．よほどのことがなければ縫合しなくても皮膚がよく付き瘢痕もできないので，創の処置だけでよい．

> **コラム　足の基準は第2趾**
>
> 　手では中指が基準だが，足では第2趾が基準になる．第1中足骨は内側楔状骨，第2中足骨は中間楔状骨，第3中足骨は外側楔状骨，第4，第5中足骨は立方骨と関節を成し，それぞれ連結している．内側と外側の楔状骨は長く，中間楔状骨は短いので，楔状骨は凹型の凹みを作り，ここに第2中足骨がしっかりとはまっている．したがって，第2中足骨は上下にも左右にも動きにくいので，基準とされる．
>
> 　第2～第5中足骨基部は，近位中足骨間靱帯で連結されているが，第1中足骨基部は第2中足骨基部とは靱帯性結合を持たないので，遠位中足骨間横靱帯でのみ内反が制限されている．第2中足骨基部内側は，第1中足骨基部外側の代わりに内側楔状骨とリスフラン（Lisfranc）靱帯で結合している．

30 趾骨骨髄炎

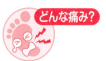 水虫を放っておいたら赤く腫れ，すごく痛くなった．

　趾骨骨髄炎は，多くみられる疾患ではない．陥入爪，白癬症，糖尿病足に合併して，波及性に骨髄炎を生じることがある．血流が多い部位なので，癤疽などの感染症を起こしても切開排膿で治癒するが，一度骨髄炎になると，骨掻爬，切除が必要となる．ただし，糖尿病足による骨髄炎は，根本に神経と血行障害があるので難治性で，再発し易く，切断に至ることも多いので，別個に考える．

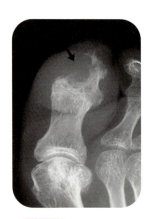

図15　趾骨骨髄炎

> **コラム** 足底圧の集中―相対的な中足骨骨頭部の突出―
>
> 　起立時に，体重は踵に5割，母趾球に3割，小趾球に2割の割合で掛かり，第2，第3趾にはほとんど掛からない．前足部の横アーチが低下して，第1，第4，第5中足骨が背屈し，骨頭への荷重が減ると，背屈しないで取り残された第2，第3中足骨骨頭に掛かる荷重はその分増える．それまで体重を支えていなかった不慣れな場所に，体重が集中的に掛かってくれば，痛むのは当然といえる．
>
> 　歩行するとき，接地期の後半には踵が浮くので，前足部に全体重が掛かる．特に最後の踏み返しの時期には，母趾球に全体重が掛かる．起立時は体重を支えられていた母趾でも，数倍の荷重に耐えかねて背屈し，取り残された第2中足骨骨頭に荷重が集中して痛む．踏み返しでは，MTP関節が背屈し，骨頭が足底に突出する．接地面積が小さくなり，皮下の脂肪が圧縮されて薄く硬くなるから，なおさら圧が高くなり痛む．

31　巨趾症

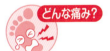

生まれつき趾が大きく，当たって痛いため，靴が履けない．

　非常に治療が困難な奇形である．すべての組織が腫瘍的に肥大していて，重症例では切断が唯一の治療手段となる．神経も太く，太さを変えることも不可能である．横切断に列切除を加えても，その高さから通常の靴を履けないことが多い．靴を履く現代社会では最も治療が困難な奇形である．

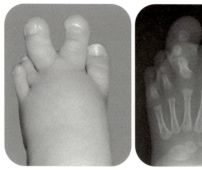

図16 巨趾症
最も治療が難しい奇形の一つである．

> **コラム 体重を支える**
>
> 　踵が痛いというのでヒールの高めの靴を指導したら，「踵は治ったけど，つま先が痛い」と言ってくる患者が後を絶たない．第5中足骨基部外側に胼胝を作り痛がる患者に，外側ウェッジの足底板を処方したら，今度は「母趾の付け根が痛い」と言う．外反母趾術後の転位性中足骨骨頭部痛と同じである．要するに，狭い足の裏のどこかで全体重を支えなければならないのだから，どこかが楽になれば，どこかが辛くなるわけである．
>
> 　圧力を減らすことを考えれば，最も効果的なのは体重を減らすことである．効果も確実で，やりすぎなければ体全体の健康にも良い．しかし，言うが易くしてこれほど難しい治療はない．
>
> 　もう1つは，足の裏の広さを広げることである．もし，体重を減らすことも，足の裏を広げることもできないとすると，圧を減らすには足の裏の接触面積を増やし，その範囲の圧分布を均一にするしかない．現在，足底圧を測ってトータルコンタクト（足の裏が全部接触している状態）で均一な圧分布を示す足底板を作ろうという試みがなされている．一見魅力的だが，生体側の体重負担の能力は各部位において異なるし，同じ圧に対する反応も違う．そのうえ，じっと立っているだけでも分からないことが多いのに，歩くどころか，飛んだり跳ねたりを1年365日続けるのだから，考えるだけでも想像を絶する．

32 多趾症

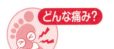 母趾（小趾）の脇が靴に当たって痛い．

　小趾に多い．靴を履いたときに当たるので，手術痕が外側に来ないよう可能な限り内側過剰趾を切除する．同様に，最外側の爪が変形すると靴に当たる．浮動趾は生下時に切除されてしまうことが多く，三角趾節がカニの爪状多趾症の片割れのこともある．骨性の外反小趾や内反小趾も，靴や隣接趾に当たって痛みの原因になる．

33 合趾症

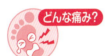 手術の痕が硬くなって，きつめの靴を履くと当たって痛い．

　皮膚性合趾症は機能障害とならないが，奇形を嫌う風土から，わが国では手術になることが多い．多合趾症において，減数手術で趾列を切除するときは，足幅と，手術瘢痕の位置が大切である．立体的な多合趾症では，数合わせよりも中足骨の長さと骨頭の高さを揃えることが大切で，どれかが突出すると術後も有痛性の胼胝に悩ませられる．

34 開張足

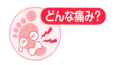
どんな痛み？ 第2，第3中足骨骨頭部の裏に胼胝ができて痛い．足が広がって，母趾と小趾の付け根が靴に当たって痛い．

　読んで字の如く，足が扇状に広がる変形であり，中年以降の女性に多く，末梢の横アーチの低下を伴う．外反母趾および内反小趾の原因となり，幅の広い靴しか履けなくなる．第2，第3中足骨の骨頭部に胼胝を形成し痛む．モートン神経腫や中足骨骨頭部痛の原因にもなる．外観は，前足部が扇状に広がり扁平となり，荷重位で増強する．それ自体は靴が合いにくくなるだけであるが，前述した多くの障害の原因（逆に結果とも考えられる）となり，中年以降の足の障害の要となる．X線写真ではM1M5角の増大があり，主にM1M2角，M4M5角の増大が原因となっている．中年期の体重の急激な増加，筋力の伴わない運動量の増加，関節周囲組織の炎症による不安定性の増

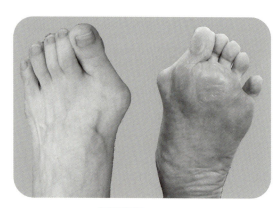

図17 開張足
外反母趾で内反小趾．第2，第3中足骨骨頭部に大きな胼胝がある．

加などが原因として考えられるが，明らかではない．中足骨を両側から支持する紐靴の着用や中足骨パッドのある足底板を処方するが，効果の確実性は証明されていない．しかし，他に効果的な保存療法がないので，対症的に中足骨パッドを用いることが多い．外反母趾，内反小趾による疼痛や障害が強い場合には，第1，第5中足骨矯正骨切り術で確実に足幅は狭くすることができる．しかし，末梢横アーチを再建することは難しく，試行の域を出ない．

> **コラム　足のアーチ**
>
> 足には，縦アーチと横アーチがあると言われている．
> 縦アーチは舟状骨を頂点（要石，キーストーン）として，距骨，踵骨を後
>
>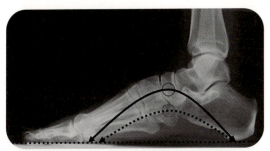
>
> 内側縦アーチ（実線）と外側縦アーチ（点線）
>
>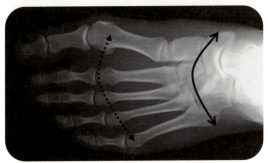
>
> 足根骨部の横アーチ（実線）と中足骨骨頭部の
> いわゆる横アーチ（点線）
>
> **図18** 足のアーチ構造

脚,楔状骨,中足骨を前脚とするアーチで,これを「内側縦アーチ」と呼ぶ.これに対して立方骨をキーストーン,踵骨を後脚,第5中足骨を前脚とするアーチを「外側縦アーチ」と呼ぶ.

　この縦アーチに対して,内側,中間,外側楔状骨,立方骨の横の骨の連結を「横アーチ」と呼ぶ.横アーチの内側は足底に届いていないので,内側脚は内側縦アーチに頼っていることになる.

　しかし,横アーチと呼んだときには,このアーチでなく第1〜第5中足骨骨頭の連結を指すことも多い.しかし,骨頭同士は接していないのだから,骨頭が前から見てアーチ状に並ぶとは言えても,「アーチ」の言葉の定義からは外れる.これが,開張足,中足骨骨頭部痛,モートン神経腫を理解する妨げになっている.すなわち,縦アーチは骨が接しているから,アーチが低くなれば足底の距離は長くなり,高くなれば短くなる.これに対して中足骨骨頭部での横アーチの高さと幅は無関係に増減し得る.骨頭と骨頭が接するまでは,足幅が狭くなってもアーチが高くなるとは限らず,中足骨骨頭部横靱帯が伸びき

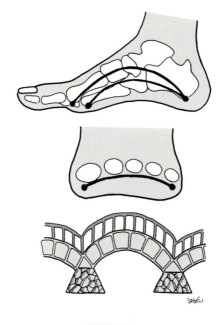

図19 アーチ

るまでは，足幅が広がってもアーチが低くなるとは限らない．この範囲内で，横アーチは自由に高さと幅を選べることになる．また，横靱帯は時間をかければ伸びるし，第1および第5中足骨骨頭は回内することによって，より大きく広がることが可能となる．これらが，開張足，外反母趾，内反小趾の原因となっている．

35 有痛性外脛骨

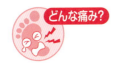
昔から足の内側が出っ張っていた．高校に入って部活でバスケットボールをしてから痛むようになり，最近は歩くだけで痛い．

　外脛骨（os tibiale externum）は舟状骨内側にある副骨で，舟状骨と半関節を形成し，後脛骨筋の一部が停止する．外脛骨は約20％の人にみられ，足部の過剰骨としては最も多いものだが，治療を必要とするほどの痛みは意外

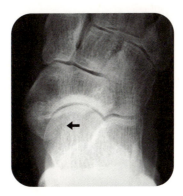

図20　有痛性外脛骨

と少ない．思春期のスポーツ選手に多く，舟状骨内側の突出部に一致して疼痛を訴える．捻挫などの外傷や激しい運動を誘因として，発症することが多い．原因は，外脛骨と舟状骨の間の軟骨板が外傷により損傷し，後脛骨筋腱の繰り返される牽引力により生じた線維組織の炎症，骨軟骨炎，ないしは軟骨板の偽関節と考えられる．運動量を減らすことが重要だが，突出部が靴で圧迫されることも一因なので，靴の縁が当たらないように改良する．急性期で炎症の強い時期には，局所の安静，場合によっては3週間程度のギプス固定を行い，湿布や鎮痛消炎剤を投与する．疼痛が激しい場合には，局麻剤とステロイドの局注を併用する．炎症が落ち着いた時期から，内側縁を低くして外脛骨部を外したアーチサポートを処方する．後脛骨筋腱の緊張を和らげるため，内側ウェッジとしてのアーチサポートも効果がある．保存的に改善しない症例では，外脛骨の摘出術を行うが，ドリルやキルシュナー鋼線によるドリリングは外来で行えるので試してよい方法と考えている．

36 足底腱膜炎

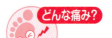 ジョギングを始めたら，土踏まずが痛くなった．

　足底腱膜付着部炎の症状が踵前縁の圧痛であるのに対し，足底腱膜炎では土踏まずの付近に痛みと圧痛がある．ランニングなどの運動が過度であることや，階段の角にぶつけるなどをきっかけにして生じることが多い．起床時に短時間痛むだけではなく，歩行や運動で疼痛は増強する．足関節とMTP関節を背屈させて，屈筋や腱，腱膜を緊張させると，硬結を触れることもある．微小な損傷による慢性炎症のため，足底腱膜が線維化と瘢痕化を起こし，短縮した足底腱膜に過度の緊張が掛かるようになって疼痛が生じる．足底腱

膜の硬結がなくなるまで運動を控え，比較的安静を保つ．アーチサポートは縦アーチを支えて足底腱膜の緊張をとるが，一方で，硬結部を直接圧迫すると疼痛が生じる．シリコンラバーなど軟らかい材質で作ったアーチサポートを試す価値はある．

症状や好発年齢が異なるので，あえて足底腱膜付着部炎や踵骨棘と区別して記載したが，通常，区別しないで用いることのほうが多い．

37 足底線維腫症（plantar fibromatosis）

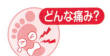
数年前から足の裏にグリグリするものを触れていた．最近は硬いものに当たると痛い．

中高年に多い足底筋膜の小結節性線維芽細胞性増殖で圧痛があり，拘縮を伴うこともある．足底のデュピュイトラン（Dupuytren）病で良性ではあるが，経年的に徐々に大きくなり疼痛も増すので，歩行に差し支えるようになれば切除する．

38 内側足底神経エントラップメント・ニューロパシー（jogger's foot）

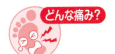
ジョギングを頑張りすぎたせいか，走ると土踏まずから足の裏の内側が痛い．

脛骨神経が内側足底神経に分かれ，母趾内転筋を越えて深総趾屈筋腱に

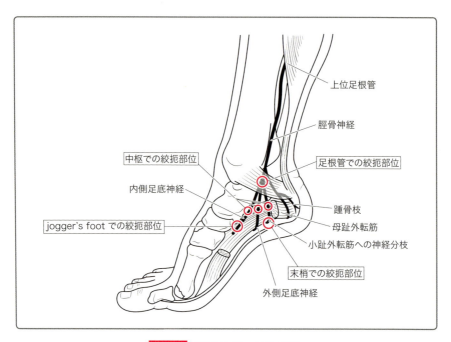

図21 脛骨神経の絞扼部位

沿ったヘンリー(Henry)の結節部付近でエントラップメント・ニューロパシーを起こす．痛みは，足の内側から内側3本の趾に放散する．舟状骨の下に圧痛があり，つま先立ちで疼痛が起こり，足部内側アーチ部にティネル(Tinel)様の痛みがある．ジョギングによって起こるので「ジョギング愛好者の足」(jogger's foot)とも呼ばれる．新しいアーチサポートの装着をきっかけに起こることもあるので，装具やジョギング・シューズの選択には慎重であらねばならない．運動を控え，NSAIDsの外用，ステロイドの局注を行うが，改善しなければヘンリーの結節部で踵舟状靱帯を切離する．

39 コンパートメント症候群（足部）

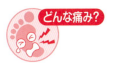 足を車のタイヤにひかれた後，パンパンに腫れた．段々と痛みが増してきて我慢できなくなり，次第に痺れも生じてきた．

　下腿のコンパートメント症候群（285ページ参照）はよく知られているが，足部にも内側，中央，外側，骨間の4つのコンパートメントがあり，下腿のコンパートメント症候群と同様に圧挫や多発性骨折により組織内圧が亢進し，循環障害が生じて阻血性拘縮となる．足部コンパートメント症候群は高所からの転落による多発性骨折や，タイヤのロールオーバーによる高度の圧挫で起こる．下腿の場合と同様に，隔壁を切離して減張切開を行う．後遺障害として，主に足底筋群の拘縮を残し，頑固な槌趾変形を起こす．

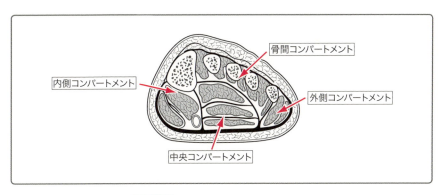

図22　足部のコンパートメント

40 扁平足

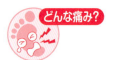
どんな痛み？　長く立っていたり，歩きすぎたりすると，土踏まずの辺りが痛くなって疲れ易い．

　一般には，足底全体が接地し，土踏まずがない状態を扁平足と呼ぶが，医学的には，足の縦アーチの頂点である舟状骨の高さが病的に低い状態を言う．
　ホーマン（G. Hohmann）は，扁平足を小児期，思春期，成人期の3つに分類している．小児期の扁平足は，変形が主で疼痛は少なく，思春期の扁平足は，いわゆる痙縮性扁平足で先天性の足根骨癒合症を合併する症例が多い．また，成人期の扁平足は，靱帯や筋力が弱くなり，荷重によりアーチが低下し，前足部が開張するとした．

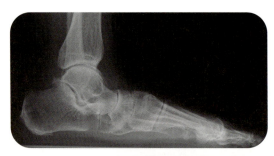

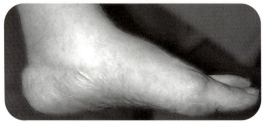

図23　成人期の扁平足

症状を呈する扁平足の多くは，乳児の先天性垂直距骨，小児の先天性足根骨癒合症，成人の足根洞症候群や腓骨筋痙縮性扁平足，壮年期以降の外反母趾や後脛骨筋腱機能不全（PTTD）などに由来する扁平足である．しかし最も多いのは，特発性とも言うべき，ただ縦アーチが低いだけで症状も障害もない形だけの扁平足であり，これを疾患と呼ぶべきかについてははなはだ疑問がある．長年，足の痛みや疲れ易さを訴えるアーチの低い患者には，「扁平足」の病名でアーチサポートが使用されてきたが，安易に扁平足障害と診断し，隠れた真の病因の追求を怠るのは，そろそろ止めにしたい．

加齢により靱帯や筋力が弱くなり，荷重によりアーチが低下すると，硬くなった靱帯が伸展されて疼痛を引き起こすと考えられる．老化による扁平足の痛みに対してはアーチサポートを用いるが，アーチの高さを矯正するというより単に支えるだけでよい．高すぎるアーチサポートはかえって痛みを悪化させる．運動療法による筋力強化や温熱療法も併用する．

コラム　扁平足は知能の発育を阻害する？

　時々，思い出したように扁平足障害がマスコミに登場する．いわく，扁平足は足のアーチの低下で，スプリングとしての機能の低下を意味するから，歩行時に地面からの衝撃が吸収されず，膝，腰，背中に響き，さまざまな悪影響を与えるとのことである．時には，成長期に扁平足だと衝撃が頭に伝わり，脳の発育を妨げて知能の発育が遅れるとまで言われる．流石に，心ある専門家から批判の声が上がるのか，しばらく母親たちを騒がせた後，野火が自然と消えるように静かになる．ところが，しばらくすると，また同じようなおかしな説がマスコミを賑わすが，実は一世紀以上前から繰り返されていることである．

　扁平足が馬鹿を生むとは信じない母親でも，「足底アーチ＝スプリング」論には騙され，足への衝撃が足，足関節，膝，股関節くらいまで響いて痛くなると言われると，オロオロする．そして，腰椎，胸椎，頚椎と伝わって，1日1万回以上の衝撃が脳の発育に良いはずがないと言われれば，パニックに襲われる．それこそ，馬鹿な話である．

> **コラム** 扁平足は歩行能力を低下させる？

　足底腱膜の「巻き上げ効果（windlass effect）」（図 34, 242 ページ参照）は, 良くできた理論である. 扁平足でアーチが低下すると, 踏み返しの運動量が保存されず無駄に消費され, 歩くのに疲れ易いと説明される. インテリの母親ほど, わが子の足が疲れ易く, 運動会でビリになるのは扁平足のためだと信じて悩む. 医者の中にも巻き上げ効果の信奉者は少なくない. 巻き上げ効果の効果を説き, 裸足での運動を勧めてくれるのは助かるのだが, べた足の子供を欠陥品扱いするのは止めてもらいたい.

　巻き上げ効果は, 踏み替えしの際に足底筋膜を緊張させ, 縦アーチを引き絞り, 足部の剛性を高める. しかし, 巻き上げ効果が遊脚期を通じて保たれ, 次の立脚期に何かの効果をもたらすはずはない.

41 先天性垂直距骨

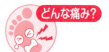 **どんな痛み？** 　扁平足で, 足の内側の飛び出たところが, 長く歩くと痛くなる.

　生下時より外反扁平足と舟底足を認める, 真の扁平足である. 距骨が内反し底屈して, 垂直に近い位置にある. 新生児期から, 矯正ギプスで距骨骨頭の整復と踵骨の引き下げを行う. 矯正が得られない, または生後 3 ヵ月以上放置された症例を矯正するためには手術を要する. 起立や歩行により変形は増悪し, 距骨骨頭が内下方に突出し, 接地すると荷重によって胼胝を作る. 手術は歩行を開始するまでに行わないと, 関節が硬くなって矯正が難しくなり, また再転位し易い. 欧州では積極的に扁平足に距骨下関節固定術が行われているが, 日本で行われることは少ない. 新生児期からの治療が大切であ

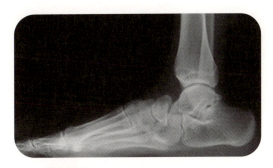

図24 先天性垂直距骨（成長後）

り，生下時に先天性垂直距骨を疑えば手術可能な施設に送ることが望ましい．

42 凹 足

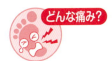 趾の付け根に胼胝ができて痛い．甲が靴に当たって痛い．

　扁平足とは反対に，アーチが異常に高くなった変形を凹足と呼ぶ．多くの場合，何らかの筋力の不均衡を原因とするが，原因の不明な症例もある．後足部の内反，前足部の内がえし，鉤爪趾変形，距腿関節の背屈制限を伴う．荷重しても踵と中足骨骨頭しか接地しない高度例では，母趾・小趾中足骨骨頭の足底部に胼胝を形成し，痛みが生じる．疼痛のある症例に対しては，アーチサポートで荷重を分担したり，圧痛部に当たる靴の中敷き部分を切除したり，中足骨骨頭の中枢部に合わせて，靴底に下駄の歯状のメタタルザール・バー（中足骨棧）を付けたりして，中足骨骨頭部の除圧を図る．

43 先天性外反踵足

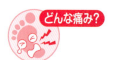 **どんな痛み？** 踵と趾の付け根に胼胝ができて痛い．靴を履くと甲が当たる．

　生下時，足が下腿に接するほど著明な足関節背屈と軽度外反変形を示す．底屈と内反の可動域制限があり，逆に背屈と外反の可動域は増大している．足根骨の配列・形態異常はなく，背屈変形は距腿関節で生じている．底屈内反位に副子固定し，徐々に矯正すれば，予後は良い．

44 足底疣贅（plantar wart）

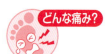 **どんな痛み？** 足の裏に疣（いぼ）ができ，削ると出血する．大きくなると痛みを感じる．

　足底疣贅は荷重の掛かる部位に好発し，常に踏みつけられているために盛り上がらず，内向するウイルス性の肬（いぼ）である．胼胝，鶏眼に似ているが，疣贅では表面の角質を削ると点状の小出血点がみられる．通常，ヒト乳頭腫ウイルス（human papilloma virus：HPV）1型の感染が原因である．

45 後脛骨筋腱機能不全症（PTTD）

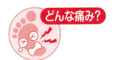 **どんな痛み？** 数年前から内果の下が腫れて痛かった．最近は外果のほうも痛くなってきた．

　内果部で後脛骨筋腱腱鞘に滑膜炎が起こると，後脛骨筋腱は水平部分断裂から完全断裂まで種々の損傷を被る．後脛骨筋腱の機能が障害されると舟状骨を牽引する力が弱くなり，縦のアーチは低下して，距骨骨頭は内側に移動し，踵骨の上から内下方へ脱転する．これと同時に踵骨は外反し，縦アーチが低下して扁平足となり，前足部は外転して外反母趾が生じる．そのため，起立位で後方から観察すると踵は「ハ」の字状となり，外転した前足部は踵の陰からはみ出し，小趾側の趾が余計に見える（too many toes sign）．同時に，片足つま先立ちが不可能となる．

　最初は内果部に疼痛があり，踵骨外反，距骨骨頭内反，前足部外転の変形は容易に矯正されるが，経過とともに徐々に拘縮が強くなり不可能となる．踵骨外反が進行すると，疼痛は内側の足根管部から外側の外果端へと移動する．初期には，内側ウェッジの足底板が効くが，こうなると徒手矯正も効かない．矯正可能な時期には，後脛骨筋腱の腱移行術，踵骨の骨切り術，外側列延長術で外反扁平足を手術的に矯正する．矯正が効かなくなれば，距骨下関節または3関節固定術を行う．

　本疾患の詳細については，第Ⅲ章-9「足全体の診かた―後脛骨筋腱機能不全症（PTTD）―」（78ページ）も参照いただきたい．

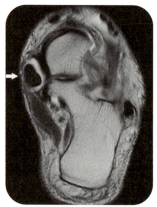

後脛骨筋腱の炎症（腱腫大と滑液貯留がみられる）

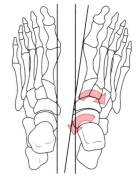

趾骨骨頭が内側へ，足部が外側へ転位する

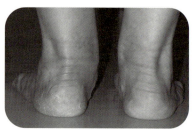

踵骨は外反し，趾が多く見える
(too many toes sign)

図25 後脛骨筋腱機能不全症（PTTD）

46　腓骨筋腱付着部炎

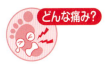

どんな痛み？　最近ジョギングを始めた．足の外側が痛くて巧く走れない．押したり，足を内側に捻っても痛い．

　腓骨筋腱付着部炎は，有痛性 os peronei（次項参照）と同様，腓骨筋腱の第5中足骨付着部に疼痛が生じる．腓骨筋腱の過緊張と過剰使用が原因なので，運動を控えるほか，外側ウェッジで緊張を緩める．局所の NSAIDs，ステロイドの局注も効果的である．

47　有痛性 os peronei

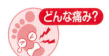

どんな痛み？　ランニングをしている間に，足の外側が痛くなった．足を内がえしすると痛い．

　X線写真で，第5中足骨基部の中枢に小さな副骨があり，同部に運動時痛，圧痛を認めることがある．スポーツ選手に多く，外がえし運動や内がえし強制で疼痛が増強する．長腓骨筋腱内の os peronei の痛みとされているが，同腱の屈曲部位なので滑液包炎や腱鞘炎も否定し得ない．過度の運動をやめ，外側ウェッジの足底板で腓骨筋腱の緊張をとる．局所の NSAIDs，ステロイドの局注も効果的である．

48 下駄骨折

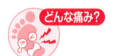 木のサンダルを履いていたときに足を捻ってから,足の外側が腫れて痛い.

病名の起源には二説ある.一つは,下駄を履いて骨折するためというものと,もう一つは下駄を履いているだけで治るためという説である.前者は履物を履いて踏みはずし,内がえしした足の上に体重がのり,短腓骨筋腱の牽引力で剝離骨折していることを表す.後者は下駄骨折の治り易さ,下駄の歯のメタタルザール・バー(中足骨桟)としてのロッキング効果を示すものである.

転位の大きな骨折は別として保存的に治療するが,外固定は膝下ギプス,木靴型ギプス,ギプスシーネから,固定装具,足底板,テーピング,弾性包帯までさまざまで,非荷重も踵歩行,片松葉,両松葉とピンからキリで,非荷重期間も直後から4週間まで千差万別である.転位が少なく,ジョーンズ

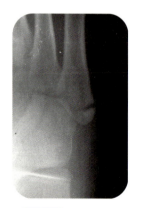

図26 下駄骨折

(Jones) 骨折 (次項参照) でなければ, 大半は問題を残さず癒合する.
　現在では下駄を履く人は少ないので, ギプスを巻くなら膝下の踵ヒール付きギプスを3週間巻き, 両松葉杖で荷重歩行させる. ギプス固定しないなら, 3週間圧迫包帯で固定し, 両松葉杖で軽荷重の踵歩行をさせる.

49　ジョーンズ（Jones）骨折

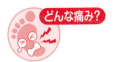
走る練習がきつくて, 足の外側が痛かった. ちょっと捻ったら, 急に痛みが強くなって走れなくなった.

下駄骨折とよく似た第5中足骨基部の骨折であるが, 基部から2 cmほど

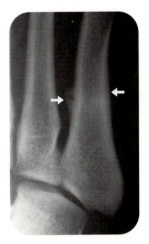

図27 ジョーンズ骨折
骨幹部に骨吸収と仮骨形成を同時に認める.

末梢に寄った血流の境界域の骨幹部骨折で，現在では運動による疲労骨折として扱われている．受傷前の疼痛や腫脹といった疲労骨折を思わせる所見の少ない症例では，従来の血流が少ない部位での骨折として扱い，下駄骨折の2倍程度の期間（8週間）のギプス固定を行えば保存的に加療し得る．しかし，スポーツ選手の疲労骨折症例では，それでも骨癒合が得にくいので早期手術がよい．

コラム　ジョーンズ骨折

　1902年に英国のR. Jonesが発表した，第5中足骨中枢端から1.5〜3cmの範囲の骨端骨幹移行部付近の横骨折である．昔は知られていない骨折だったが，スポーツ医学の広まりやマスコミの報道で，治りにくいスポーツ選手の疲労骨折として知られるようになった．最近はジョーンズ骨折の病名が一人歩きし，すべて手術しなければ治らないと誤解されている傾向もある．ジョーンズ先生の論文自体はスポーツや疲労骨折と無関係で，先生自身の骨折経験による詳細な症状の観察と，当時まだ珍しかったX線写真による症例呈示で，同部位の骨折が定型的であることを示した論文である．確かに，ジョーンズ骨折は下駄骨折に比べれば，偽関節や遷延治癒骨折になる例が多く（30〜50％），下駄骨折が3〜4週間程度の固定で十分なのに対して，6〜8週間の強固な膝下ギプスでの免荷を必要とするが，保存的に加療できる骨折である．

　また，ジョーンズ骨折のすぐ末梢部，骨端骨幹移行部より1〜2cm末梢部は，ストレス骨折，疲労骨折の好発部位である．ジョーンズ骨折の治りにくさは血行に由来し，ストレス骨折の治りにくさは骨の構造的なストレスの集中とスポーツ選手の治療態度によるので，この両者は部位による明確な区別はできない．したがって，著者は臨床的に両者を区別せず，第5中足骨中枢部の骨折を，治り易い結節部の骨折と，それより末梢の治りにくい骨折の2つに大別し，後者を**表2**のように，その治療経過とX線写真により①新鮮骨折，②遷延治癒骨折，③偽関節に分け，またスポーツなどのストレスの有無から（a）外傷骨折と（b）疲労骨折に分けて，治療方針を決定している．

　ジョーンズ骨折のX線写真では**表3**のような所見が見られる．

　ジョーンズ骨折の治療では，新鮮骨折でも6〜8週間の非荷重膝下ギプスが

表2 ジョーンズ骨折に対する著者の治療方針

	①新鮮骨折	②遷延治癒骨折	③偽関節
(a) 外傷骨折	保存	保存, 手術	手術
(b) 疲労骨折	保存, 手術	手術	手術

表3 ジョーンズ骨折のX線所見

新鮮骨折
骨髄腔の硬化像がなく,骨折線は鋭く,骨吸収による間隙の拡大はなく,骨皮質の肥厚や過剰な仮骨を認めない
遷延治癒骨折
骨髄腔に硬化像を認め,骨折線が鈍で,骨吸収による間隙の拡大があり,骨皮質の肥厚や過剰な仮骨を認めるが,骨癒合の傾向を残す
偽関節
骨髄腔が硬化像で埋まり,骨皮質に仮骨を認めないか,逆に連続性のない過剰な仮骨を認め,骨癒合の傾向を認めない部分がある

推奨される.しかし,スポーツ選手に2ヵ月ギプス固定をすると言ったら,大半は手術を選ぶであろう.

ジョーンズ骨折が偽関節になり易いのは,受傷部が結節部と骨幹からの栄養血管の分水嶺で血行が不良なためとされるが,新鮮例に限れば,特に他の中足骨骨折よりも偽関節になり易い印象はない.それに対して,痛みが先行し軽い外力での骨折,同部の骨折の既往,スポーツ選手などの症例では,骨癒合が悪い.私見だが,構造的に力が集中する部位なので,骨折が定型的な形をとるのと同時に,疲労骨折にもなり易く,骨癒合に不利な力も掛かり易いうえに,免荷を十分に守らない患者が多いため,骨癒合が悪いと考えている.それに対して,結節部の骨折は少々荷重しても不利な応力が働かず,骨癒合し易いと考えている.

したがって,結節部骨折は3週間のギプス固定,それより末梢の骨折では,スポーツ選手でなければ6週間の免荷膝下ギプス固定,希望するスポーツ選手と3ヵ月経過しても癒合しない症例では手術を行う.

50 立方骨圧迫骨折

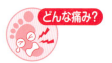
どんな痛み? 足を外側に捻って，ひどく捻挫した．足の外側が腫れて痛み，なかなかよくならない．

外がえし捻挫の機転で生じる．踵骨前方突起骨折と並んで，「ひどい捻挫」として見過ごされることも多く，「難治性の捻挫」として放置されることも少なくない．「クルミ割り骨折」とも言われ，踵骨に圧迫されて踵立方関節面の軟骨下骨がつぶされる．X線写真では，踵立方関節面に沿って骨折線を認める．初期のX線写真で発見できなくても，骨萎縮が始まる受傷後3週ごろに撮影したX線写真で見つかることもある．見逃され，捻挫として治療されると痛みが長引く．反対に内がえし捻挫の機転では，二分靱帯による立方骨剝離骨折もある．

51 足根洞症候群

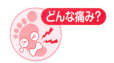
どんな痛み? 1年近く前にひどい捻挫をした後，なかなか治らない．立っても歩いても，体重が掛かると外果の前の奥のほうがうずく．ひどくなると下腿外側も張って痛い．

足根洞症候群は，外傷後に後足部外側の疼痛と足根洞の圧痛があり，足関節（距骨下関節）の不安定感を伴う症候群である．足根洞内への局麻剤注入で症状が消失するので，診断的治療となる．後距骨下関節の関節造影の異常

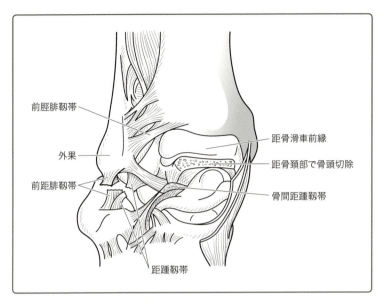

図28 足根洞の解剖図

所見と，歩行時の腓骨筋の筋電図学的機能異常が客観的な診断基準である．足根洞内の骨間距踵靱帯と，その周囲組織の損傷が原因と考えられる．局麻剤とステロイドの距骨洞内注射が有効で，保存療法により約2/3が治癒し，残りの90%も足根洞内の搔爬術によって改善する．外側靱帯損傷との合併も多く，鑑別診断が重要である．

> **コラム** 難治性捻挫の4人組

　足根洞症候群（226ページ参照），腓骨筋痙縮性扁平足（253ページ参照），距骨下関節不安定症（254ページ参照），先天性足根骨癒合症（263ページ参照）は，整形外科医にとっても耳新しい疾患である．いずれも外傷後の後足部外側の難治性慢性疼痛で，足根洞への局麻の効果，扁平足，距骨下の不安定感などの特徴があり，共通点が多い．足根洞には神経の終末器官や自由終末が多く分布しており，後足部の位置センサーの中枢になっている．これらの神経が損傷された症候群を，疼痛，不安定感，痙縮，可動性低下などの前面に出た主症状で捉えているのがこの4人組で，実は同じ病態かもしれないと著者は考えている．

52　腓骨筋腱腱鞘炎

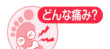 **どんな痛み？** 　踵骨骨折の治癒後，歩くと踵の外側が痛い．

　腓骨筋腱は外果の下方で直角に方向を変えた後，踵骨結節外側を腱鞘に包まれて走行する．踵骨骨折で踵骨結節外壁が突出したまま変形治癒すると，腓骨筋腱が圧迫されて狭窄性腱鞘炎を起こし痛む．外壁の突出部を削除すれば腱鞘炎は治り，疼痛もなくなる．腓腹神経の分枝の障害やエントラップメント・ニューロパシーの鑑別を要する．

53 踵舟棒（先天性踵舟癒合症）

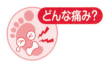
中学校に入ってクラブ活動を始めたら，特に怪我をしたわけでもないのに，足首の前外方が痛い．

　先天性足根骨癒合症は距踵間に最も多く，次いで踵舟間，距舟間に多い．踵舟間の癒合は踵骨前方突起内側と舟状骨下外縁の間に生じ，X線写真の斜側面像で棒状に見えることから，踵舟棒（calcaneonavicular bar）と言われている．症状は後足部の柔軟性の減少で，回外拘縮を呈することもある．中学生になって骨化して，X線写真に写るようになって発見されることが多い．骨性に連続していなくても，接触部の形状から線維性の癒合が診断できる．CTやMRIで確定し，痛みが強ければ手術的に切除する．

54 二分靱帯損傷

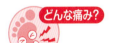
足を捻った後，外果の前のほうが腫れて痛い．

　二分靱帯とは，踵骨前方突起と立方骨，舟状骨を結ぶ「Y」の字状の靱帯（図40，255ページ参照）で，足関節外側靱帯に次いで損傷され易い．踵立方関節は強固な関節で，不安定性をきたすことはまれであるが，剥離骨片を伴ったり，ストレスX線写真で開大したりする場合には3週間程度のギプス固定を要する．

55 踵骨前方突起骨折

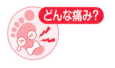 走っていて転倒し，足を捻った．足の外側がすごく腫れて痛かった．X線写真では骨折はないと言われた．腫れもとれ，痛みも軽くなったが，体重を掛けたり足を捻るとまだ痛みがある．

　距骨外側突起骨折（259ページ参照），立方骨圧迫骨折（226ページ参照）と並んで，X線診断が難しく，最も捻挫と間違えられ看過され易い骨折の一つである．踵立方関節面の圧迫骨折と，前方突起上縁の二分靱帯付着部の損傷があるが，いずれも近くの二分靱帯損傷と誤診されることが多い．当初，外側靱帯や二分靱帯の断裂と診断されても，3週間以上疼痛と腫脹が続くようなら，X線写真を再撮影して，圧痛部位を中心に圧迫骨折，剝離骨折の受傷部位を，踵骨前方突起，立方骨関節面，距骨外側突起先端において探す．3ヵ月以上疼痛が続くなら，CT，MRIの精査が必要である．

　踵骨前方突起は内がえしで剝離骨折，外がえしで距骨と衝突して圧迫骨折を起こす．側面X線写真で距骨と重なり見落とされ，難治性の捻挫として長期に加療されることがある．初期であれば3週間程度のギプス固定により完治する．陳旧例では，外側縦アーチを保持する幅広の硬性アーチサポートを処方する．改善しなければ骨片を切除する．

56　前足根管症候群

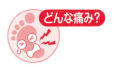
2,3週間前に甲のきつい靴を履いた後から,足背を押すと痛く,母趾と第2趾の間(第1水掻き部)が痺れて痛い.

　深腓骨神経が下伸筋支帯や短母趾伸筋で絞扼・圧迫される絞扼性神経症(エントラップメント・ニューロパシー)で,足関節の前方から足背に圧痛があり,支配領域である第1水掻き部に痺れや違和感を訴える症例もある(足根管症候群とはまったく別の病態で,あまり知られていない疾患である).短趾伸筋の麻痺と萎縮がみられる.靴紐による圧迫,過激なストレッチング,座業による圧迫,高すぎるアーチサポートの挿入などが原因であり,保存療法ではこれらの原因を除去し,ステロイドと局麻剤を局注する.数時間の圧迫で起きるが,違和感は数週間続き,治っても6ヵ月くらいはより短時間の圧迫で再発するので,長期に症状を訴える.

57　リスフラン(Lisfranc)関節変形性関節症

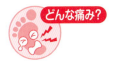
昔からよく走っていたが,40歳頃から走ると時々甲が痛くなり,最近では歩くだけでも痛い.そういえば練習中に何度も捻挫をしていた.

　使いすぎ,加齢による変化から,捻挫,脱臼骨折まで種々の原因で生じ,

荷重による疼痛と足の甲に局所の圧痛がみられる．X線写真では，リスフラン関節に骨棘の形成，関節裂隙の狭小化，骨硬化を認める．高めのアーチサポートで関節の接触圧を減らし，運動を抑制する．疼痛が改善せず，歩行に支障をきたす場合は，固定術を行うことを考慮する．

58 足根骨瘤（tarsal boss）

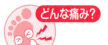 **どんな痛み？** きつく靴の紐を締めたら甲が痛くなり，なかなか良くならない．

　リスフラン関節やショパール（Chopart）関節の骨棘で，足背側に骨隆起を生じる．靴に当たって痛みを訴え，時に滑液包炎やエントラップメント・ニューロパシーを起こす原因となる．

59 ケーラー（Köhler）病（第1ケーラー病）

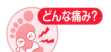 **どんな痛み？** 子供が怪我をした様子もないのに，2, 3週間前から足の甲を痛がる．

　ケーラー病は4〜7歳の男子に多くみられる（4：1），比較的まれな疾患である．舟状骨に疼痛を生じ，局所に軽度の炎症症状を伴い，跛行の原因となる．そのX線所見は特徴的で，扁平化，矮小化して硬化像を示し，その辺縁は不整で分裂することもあり，骨壊死を想起させる．X線写真からは，かな

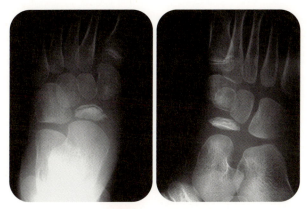

図29 ケーラー病
舟状骨がつぶれて硬化像を示す．

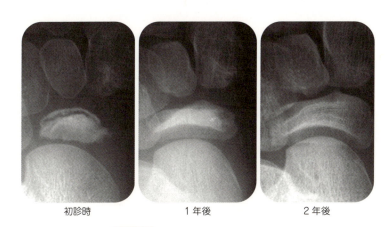

初診時　　　　　　　1年後　　　　　　　2年後

図30 ケーラー病の自然経過

りの変形と成長障害を残すと危惧されるが，治療どころか安静を保たなくても，2，3年以内にX線所見は正常に戻り，後遺症も残さず完治する．したがって，長期に安静を命じたり，運動を禁じたりする必要はない．とは言っても，左右を比べればX線写真の差は誰にでも一目瞭然である．前医で厳し

59．ケーラー（Köhler）病（第1ケーラー病）

い説明を受けている場合もあるので，単に「心配いらない」「もう受診しなくてよい」と言うだけの態度で接すると，かえって心配の余り転医を繰り返すことになる．よく説明したうえで，疼痛のある間は比較的安静を保ち，左右の所見が等しくなるまで半年に一度程度，X線写真で追跡するのが親の精神衛生上よい．

> ### コラム 行軍骨折
>
> 　ジョーンズ骨折ばかりでなく，第 2，第 3 中足骨の疲労骨折が「行軍骨折」として知られている．名前の通り軍隊特有な足底を地面に叩き付ける行進で生じる骨折である．しかし，スポーツ選手にも多くみられ，歩容にかかわらず過剰な応力によって起こる．第 2 中足骨の基部は，内側，中間，外側楔状骨で構成される凹型のほぞ孔にはめ込まれ固定されているので，骨頭部に加わる力により大きな応力が発生し疲労骨折を生じる．梃子の原理で中枢ほど曲げ応力が強く，中枢部の関節面や周囲靱帯の支持がない部位に応力が集中し，疲労骨折を起こす．
>
> 　ジョーンズ骨折とは異なり，疼痛が生じてからスポーツや行進をやめるだけでも多くは治癒する．受傷部が本来，安定性の良い部位で，骨頭部への荷重以外に応力がないことが理由である．
>
> 　治り易いと言っても，再発を繰り返したり，治りにくい症例もあるが，大半は安静を守らないというよりも練習を止めないためである．バレリーナに多く，こればかりは治しようがないが，観血的に骨癒合を得ても，かえって中足骨の固定性が強まり再発する可能性が大きい．スポーツ選手にはクッション性の良いシューズが気に入ってもらえれば効果的で，一に練習中止，二に走り方の変更，三にシューズと言ったところである．

60 中足骨疲労骨折（行軍骨折，march fracture）

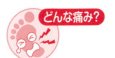
どんな痛み？ バレエダンスの練習がきつくて，つま先で立つと甲が痛む．

　昔は軍隊の行軍（march），特にドイツ式の行軍で多発したことから命名された．現在では，バレリーナに最も多くみられる．第2趾は長く，中足足根間関節でしっかりと固定されているため，第2中足骨にはストレスが加わり易く，疲労骨折がよくみられる．治療は，過度の運動を禁止するだけで十分だが，疼痛が強い場合には，短期間のギプス固定か，硬性のアーチサポートで安静を図る．ただ，疲労骨折を起こすほど練習をするバレリーナやスポーツ選手に，過度の運動をやめさせるのは結構難しい．

61 舟状骨疲労骨折

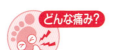
どんな痛み？ 野球部の練習でしごかれて，走ると甲が痛い．

　少年野球などで，過度の運動によって舟状骨に疲労骨折を起こすことがある．先天性二分舟状骨の可能性があるので鑑別を要するが，安静による疼痛の消長や仮骨の形成によって診断し得る．原則的には運動の中止によって骨癒合するが，練習の再開によって再発し易い．再発を繰り返して偽関節の状態になると，移植骨，内固定によっても癒合が遅れ，関節の不適合を残すので，初期に十分な期間の安静で治癒させるのが肝心である．

62 リスフラン（Lisfranc）靱帯損傷

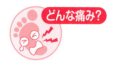
どんな痛み？ 足先を引っかけて転び，足関節過伸展でひどい捻挫をした．甲が腫れたのは大分とれたが，足先に体重を掛けると，甲がまだ痛い．足を握られると痛む．

　リスフラン靱帯は，内側楔状骨前外側と第2中足骨基部内側を斜めに結ぶ靱帯である．リスフラン靱帯の名称さえ知られていないので，リスフラン靱帯損傷は単なる捻挫として見過ごされ，頑固な捻挫として扱われていることが多い．過底屈位で体重が乗り，足先からの外力で断裂する．荷重位，特に踏み返しや着地で，足の甲の部分に痛みを生じる．局所の圧痛，第1中足骨の底背屈，内外転，内外旋強制での運動痛があり，中足部を握って圧迫すると痛むのが特徴である．リスフラン靱帯損傷を知っていれば，受傷機転と長引く特徴的な疼痛から診断するのは難しくない．両側の荷重位，非荷重位の足部正面X線写真を撮る．第1，第2中足骨基部の間隔間隙が健側に比して

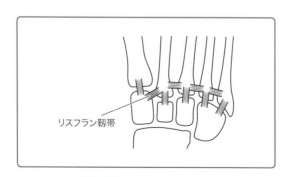

図31 リスフラン靱帯
第1，第2中足骨の基部間には靱帯性結合がない．

大きく，荷重位での同間隙の変化も健側に比して大きい．内側，中間楔状骨間が拡大していれば，楔状骨間靱帯も断裂している．確定診断にはCT，MRIが必須である．初期に診断がつけば，膝下非荷重ギプス固定を3週間，さらに歩行ギプスで3週間固定する．その後，6〜12週間はアーチサポートを装用する．徒手整復は難しく，外固定で維持するのも困難なので，最初から間隔が広い症例は，中空螺子を使って，透視下に，経皮的に内側楔状骨と第2中足骨基部を内固定する．3ヵ月しても疼痛が強い症例は，第1〜2中足骨基部間，第1〜2楔状骨間に骨移植を行い，観血的に関節固定する．

63 先天性中足骨短縮症

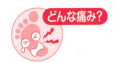
どんな痛み？　短い趾の両側にある趾の付け根裏に胼胝ができて痛い．

最も多いのは第4中足骨短縮症である．両側性であっても機能障害はない．そのため，欧米では手術の対象になっていないが，わが国では奇形に対する考え方が厳しいせいか，延長術が行われている．8mm程度までは一期的に延長して骨ブロックを移植できるが，それ以上では創外固定器による仮骨延長法が行われる．複数趾の場合は隣接趾の中足骨骨頭部痛が強いので仮骨延長する．

第1中足骨が短縮していると相対的に第2中足骨が長くなるので，中足骨骨頭部に有痛性の胼胝を形成する(モートン趾)．第1中足骨の延長では筋バランスの再獲得が難しく，底屈の度合いも決定しがたいので，第1中足骨を延長するか，第2，第3中足骨を短縮して骨頭のラインを揃えるかで迷うことが多い．第4中足骨短縮に比して機能障害もあり，合う靴を探すのも難しいので，延長術を行う．第1，第4中足骨短縮症では，第1中足骨に合わせ

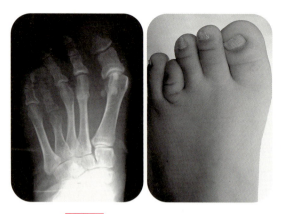

図32 先天性中足骨短縮症
第4中足骨短縮症の例を示す．

て第2，第3中足骨の短縮と第4中足骨の延長を行うこともある．

64 ショパール（Chopart）関節変形性関節症

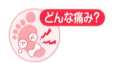 どんな痛み？　昔からよく走っていた．40歳頃から，走ると時々甲が痛くなり，最近では歩くだけでも痛い．何度も捻挫している．

　ショパール関節の変形性関節症は，主に捻挫から脱臼骨折まで，種々の外傷に引き続いて起こる．足根骨瘤（tarsal boss）は関節縁の骨棘であるが，変形性関節症としての痛みと，骨隆起が靴に当たっての痛みがある．変形性関節症はアーチサポート，足根骨瘤は靴にパッドを当てて治療する．疼痛の程度によっては関節固定術を考慮する．

65 踵骨棘

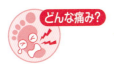 どんな痛み？　朝起きてベッドから降り，体重を掛けると，飛び上がるほど踵が痛い．歯を磨いているうちに痛みはなくなる．踵の前内側を押すと痛い．

　40歳から50歳代に多い疾患で，起床時，踵を着くと激痛があるが，顔を洗っている間に治まってしまうのが特徴である．起床時以外にも，歩き始めに疼痛を覚えることがあるが，歩行により増強することは少ない．踵骨結節前内側の足底腱膜，短趾屈筋腱の付着部に圧痛がある．踵骨の側面X線写真で，底面に嘴様の骨棘形成を認めることが多い．しかし，X線写真での骨棘の有無や大きさと症状は，必ずしも平行しないし，骨棘がそのままでも症状は消失する．したがって，骨棘が物理的に軟部組織を刺激しているのが疼痛の原因ではなく，短趾屈筋腱付着部の炎症と滑液包炎がその原因である．
　治療は，温熱療法，鎮痛消炎剤の湿布，軟膏の塗布，内服を行うが明確な効果はない．圧痛部の除圧のために局所を凹ませた足底板や，全体に軟らか

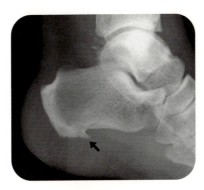

図33 踵骨棘

いクッション材，踵の荷重を減らすためのアーチサポートなども作製するが，疼痛が起床時に限局する症例がほとんどのため意味が少ない．結局はストレッチングだけやっていても，治る期間は余り変わらない．「短くて3ヵ月，長ければ3年」と言いながら経過をみるだけで，大半が自然治癒する．症状が強い場合には，数回のステロイド注射も効果的である症例も少なくないが，多用すべきではない．ごくまれに，観血的に腱膜切開を要することがあり，鏡視下にも行える〔この疾患の詳細は「コラム：医者が踵骨棘を抱えたとき」（133ページ）も参照〕．

コラム　踵骨棘の本当の原因

　踵骨棘の痛みの原因を説明するとき，「画鋲が足に刺さっているようなものだから」と言うと，大半の患者が納得してくれるし，そう信じている医者もいる．しかし，踵骨棘があっても痛まない患者はいくらでもいるし，踵骨棘が大きくなり，かえって痛みがとれることもある．痛いほうに踵骨棘がなく，痛くない反対側に踵骨棘があり，「左右のマークを付け間違えただろう」と放射線技師に文句を言った医者もいるくらいである．これから分かるように，踵骨棘は他の骨棘と同様に，靱帯や筋，腱の付着部の老化や変性による微小損傷が治癒するときに，メタプラジー（修復時に本来の組織でなく，別の組織で補修されること）を起こして骨になった結果である．すなわち，短総趾屈筋腱や短母趾屈筋腱の付着部の微小断裂が修復される過程で骨化が生じたのであり，この微小断裂が痛みの真の原因である．

コラム　踵骨棘はなぜ痛む

　神様は，人間の保証期間をどのくらいにしたのだろうか．平均寿命が40歳を超えたのは，江戸末期から明治初期で，そんなに古いことではない．昔，勉強した骨格標本は骨棘だらけだったが，30歳代後半のインド人の骨格だったと聞いた覚えがある．現在でも，水を汲むのに3時間，燃料を拾うのに3時間と，我々が水道栓を捻り，ガスに火を付けるだけの仕事のために，1日の大半を荷物を抱えて歩かなければならない人がいる．そんな人の体は，40歳を超えれば保証期間が切れてしまう．

　4足歩行をしていた時代には，趾屈筋は枝を握ったり爪を立てたりするのに使われるだけだった．ところが，2足歩行をするようになると，前傾して体重が前足部に掛かったときに，前に倒れないようにアーチを強固にし，足部を底屈位に固定するために趾屈筋群が使われるようになった．4足歩行であれば，前に倒れそうになれば前足に荷重するだけでよい．2足歩行になって，全体重に抗して踏ん張らなければならなくなったのである．慣れない仕事を2人分強いられているようなものなので，保証期間が切れる頃には，古くなったゴム管のように，引っ張られればプチプチと表面にひびが入って痛むわけである．

　朝起きて，足を床に着く最初の一歩に全体重が掛かると，プチプチと切れて痛みが走る．しかし，少し歩いていると，切れるところは全部切れるので，痛みは治まる．歩いている間に切れ目は段々広がっていくが，夜になってベッドに入り横になると，補修工事が始まって切れ目が埋められる．そして翌朝，また足を着くとプチプチと切れる．数時間の補修工事だから，擦り傷にできたかさぶたと同じで，ちょっと引っ張っても切れて痛い．これを毎日繰り返しながら，ついには補修工事が間に合わずくっつかなくなるまで続くわけである．「行いの良い人は3ヵ月，悪い人は3年」と冗談めかして説明しているが，本当はストレッチングでもして余り安静を保たないほうが，痛みは強くても早く済むようである．

66 足底腱膜付着部炎

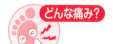 朝，ベッドから降りてからの歩き始めが痛い．

　踵骨棘と同じ病態である．縦アーチを弓とすれば，弦に当たる足底腱膜が，踵骨とMTP関節底側を結んでいる．縦アーチは，前足部に荷重するときに緊張して足の剛性を高め，全体重を引き受けて支える．さらに，踏み返し運動ではMTP関節が背屈する分だけ短くなり，弓を絞るように縦アーチを高

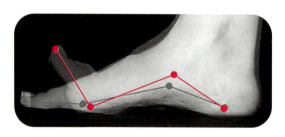

図34 巻き上げ効果（windlass effect）
MTP関節を背屈するとアーチが上がる．

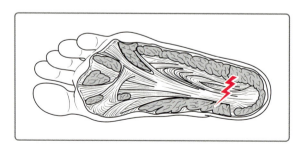

図35 足底腱膜付着部の痛み

くしてエネルギーを保存しているとする考えが言われている（巻き上げ効果；「コラム：扁平足は歩行能力を低下させる？」216 ページも参照）．このように，起立歩行に際して常に緊張と弛緩を繰り返し強いられているために，踵骨付着部に微小断裂が生じ炎症を起こすと考えられている．

足底腱膜炎には部位や好発年齢，原因が異なるものがあるので，あえて別項目としたが，同じに扱われることが多い．

67　踵脂肪体萎縮

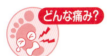
踵が立っているだけでもジンジン痛い．特に硬い床の上を歩くとひどい．

踵の中央部に痛みを訴え，踵の脂肪体に張りがなく，移動性に富み，容易に踵骨を触れる．足底腱膜炎や踵骨枝のエントラップメント・ニューロパシーとは痛みの性質や部位が異なる．圧痛はあるが，部位が明らかでなく，一定しない．痛みは歩くほどひどくなり，ヒールカップで痛みは軽減するが完治することは少ない．NSAIDs の外用，ヒールカップなどのクッション材，ヒールを高めにして体重を前寄りに掛けるなどで対処するが，治りにくく，踵骨棘と異なり自然治癒は少ない．

68 踵部低温熱傷

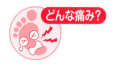
どんな痛み？ 電気あんかを使った後，踵が腫れて痛くなった．いつまで経っても腫れも痛みもとれず，歩くのも困難である．

　老化，飲酒，睡眠剤，糖尿病性神経症などによる防御知覚の低下により，暖房器具による低温やけどが少なくない．初期には発赤，腫張，疼痛と熱傷を疑わせる所見があったはずであるが，患者の訴えが曖昧だったり軽いために見過ごされ，原因も診断も不明なことが多い．踵の脂肪体は隔壁で囲まれコンパートメント様の構造をしているので，低温熱傷を起こしやすく，症状も強い．来診時には，踵の脂肪体が年齢不相応に硬く緊張し，健側と比較すると腫脹しているのが分かる．RSD（反射性交感神経性異栄養症）を思わせる異常な痛みとX線写真での骨萎縮を特徴とする．注意深い診察で足底の皮膚の状態，筋肉と骨の萎縮から，起立，歩行していないことが推察でき，単に患者が大げさに言っているだけではないことが分かるが，詐病からヒステリーまで含めて疑われる．治療は極めて困難で，原因と病態を丁寧に説明して不安をとることが大切だが，RSDと同様の対処しかない．

69 浅腓骨神経エントラップメント・ニューロパシー

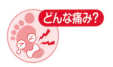
踵の外側を押すと痛く，末梢のほうに響く場所がある．

　下腿外側の下中1/3部分で浅腓骨神経が深部コンパートメントから表層に出るとき，筋膜によって絞扼され，下腿外側や外果部，足部背側外側に疼痛を訴える．エントラップメント・ニューロパシーの好発部位を覚え，神経に沿った放散痛を捉え，丁寧にタッピングしてティネル（Tinel）サインを見いだすことが診断のコツである．ステロイドと局麻剤を絞扼部に局注する．

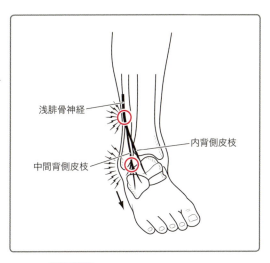

図36 浅腓骨神経の絞扼部位

70 アキレス腱周囲炎

どんな痛み？ 長いことマラソンをやっているが，最近，走るとアキレス腱が痛い．

　アキレス腱には腱鞘がなく，パラテノンに覆われている．アキレス腱に外傷や過度の緊張や刺激が加わると，このパラテノンが炎症を起こし，腫脹，浮腫から線維性の肥厚を起こす．そのため，アキレス腱周囲は腫脹し，歩行に際し疼痛が生じ，アキレス腱自体も太く硬く触れ，圧痛を伴う．

　保存療法が主体で，急性期には安静固定を行い，局所に湿布や軟膏を処方する．症状が強い場合には，鎮痛消炎剤の内服やアキレス腱周囲にステロイドの局注を行う．腱自体や頻回のステロイド注射は，アキレス腱断裂の原因となるので避ける．その後は，スポーツや日常活動の程度を調節しながら，温熱療法や軟膏などで消炎を図る．アキレス腱の緊張やストレスを軽減するために，踵の高めの靴や，踵部にクッション材を使用させる．慢性化すると，硬い結節状に肥厚したアキレス腱を触れるようになり，スポーツ選手などでは断裂の原因になるので，手術的に肥厚したパラテノンの切開および除圧が必要な症例もある．原因となるスポーツを中止するのが一番だが，他のスポーツ障害と同様，指示を守る患者は少ない．

71 アキレス腱付着部滑液包炎

どんな痛み？ ゴルフをやりすぎたせいか，踵の後ろが痛い．

　足関節後方の滑液包炎は，アキレス腱によって浅側と深側に分けられる．
　浅側アキレス腱滑液包は皮膚とアキレス腱の間にあり，靴の後縁との圧迫や摩擦で炎症を起こす．急性期には発赤，圧痛のある腫脹を，アキレス腱付着部後外側で靴の踵の上縁が当たる部分に認める．保存療法の第一は，靴による圧迫を避けることであり，後上縁が内側に食い込むような靴は避けねばならず，自然とサンダルやミュールが好まれている．慢性化すると硬い胼胝状の腫瘤となり，「パンプバンプ」（249ページ参照）と呼ばれる．局所の刺激を避けるとともに，鎮痛消炎剤の湿布，軟膏や温熱療法も行われるが，症

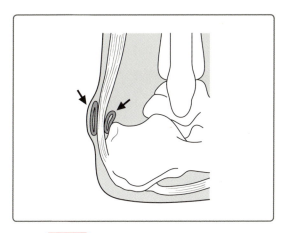

図37 アキレス腱付着部滑液包炎
滑液包はアキレス腱の浅側と深側の2ヵ所にある．

状の強いものにはステロイドの局注が必要となる．ゴルフの愛好家の場合はゴルフシューズの踵の縁をチェックする．

深側アキレス腱滑液包は，アキレス腱と踵骨後上部の大結節の間にあり，外側と同様に靴の後上縁に圧迫されて炎症を起こす．このとき，踵骨大結節が特に突出しているのをハグルンド（Haglund）変形（252ページ参照）と呼び，保存療法が無効な場合には踵骨大結節の後上部を切除することもある．

72 踵骨骨端症〔シェーバー（Sever）病〕

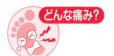 小学校で長距離走が始まってから，踵の後ろを痛がる．

幼小児は，運動後に踵の後下方の痛みを訴えることが多い．X線写真を撮ると，踵骨後方の骨端核に硬化像や分節像を見ることがある．これを，踵骨の骨端症としてシェーバー病と呼んでいた．この骨端核は6～7歳で出現し，

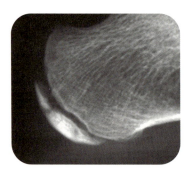

図38 踵骨骨端症（シェーバー病）
骨端核の硬化像と分節像を示す．

16～18歳で踵骨体部と癒合する．この間，種々の像を呈するが，硬化像や分節像があってもまったく無症状のことが多い．原因としては，アキレス腱の過牽引，急激すぎる成長，踵への衝撃など種々の説があるが明らかではない．これらのX線写真が病的な像なのか，単なる成長過程のものなのかも不明であり，かつ無害で後遺症も残さない．したがって保存・対症療法としては局所の安静や温熱療法を行い，靴の踵を高くしたり，クッション材を敷いて踵をストレスから保護する程度でよい．予後は良好で機能障害を残すことはないので，穿孔術などの手術の必要はない．

他医からX線写真の異常を指摘されている場合は，十分に説明して親の不安を解消すると同時に，前医に配慮することを忘れてはならない．

73 パンプバンプ（pump bump）

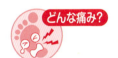 ハイヒールの踵が当たって胼胝になり，痛い．

繰り返す靴擦れで，踵のアキレス腱付着部付近が野牛の肩のように盛り上がった状態をパンプスの瘤〔パンプバンプ（pump bump）〕と呼ぶ．きついパンプスを履く女性の踵の後方，アキレス腱の付着部外方に，パンプスの月形芯（カウンター）が擦れてできる瘤の俗称である．ハグルンド変形に似るが骨性のものではなく，皮膚の腫瘤で胼胝や滑液包炎がその病態である．パンプスのカウンターを広げるか，カウンターにクッションの付いた靴に変える．ちなみにパンプスの語源は「pump（ポンプ）」で，ニューヨークの消防士が履いていた靴に由来する．

74 靴擦れ

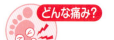 **どんな痛み？** 靴を新調したら，踵が擦れて水疱となり痛い．

　靴擦れは最もポピュラーな足の傷害だが，胼胝，鶏眼，肉刺〔まめ；皮膚が摩擦（剪断応力）により角質と真皮の間で損傷された結果，浸出液が貯まってできた水疱．慢性化すると胼胝と同様に角質の肥厚を起こす〕まで含めると，頻度から言えば重要な足の疾患と言える．それどころか，最近増加している糖尿病足や閉塞性動脈硬化症による足の損傷・障害を考えると，今後重要になることは間違いない．

　靴擦れに関して，インターネットを引けば山ほど情報が検索できるが，皮膚科の教科書を読んでも病因，病理，予防，治療のいずれに関しても余り記載がない．

a. 靴擦れの原因

　足の外科的には，靴擦れは「靴」で「（皮膚が）擦れて」水疱ができ，さらに進めば表皮が破れ，真皮が露出して痛みが生じている状態である．原因は皮膚に掛かる剪断力で，表皮と真皮の間の力学的に弱い部分を水平に引き裂き，皮膚組織の脆弱な部位を損傷し，出血や炎症を起こす．損傷部には浸出液が貯まって，表皮を押し上げて水疱を作り，それが破れれば真皮が露出する．

　靴擦れは踵のアキレス腱付着部付近に多くみられるが，同部の皮膚は薄く，踵骨結節との間のクッションとなる皮下組織も薄いので，剪断力に弱い．ハグルンド変形（踵骨隆起後上方が先天的に突出する変形）があれば，なおさら靴擦れを起こし易い．

b. 男性の靴

　靴擦れ防止には，踵のホールドの良い靴を履き，しっかり靴紐を結び，インステップ（土踏まずから甲にかけての部位）・ガース（周径）をしっかり締めて履き，靴と足が一体となって動くようにする．きちっと靴紐を締めても，靴べらも使わずに脱ぎ履きしていては，すぐに緩んでしまう．脱ぐときには紐を緩め，履くときは紐を締めるのが大切である．紐靴で踵が食い込むほど小さな靴を選ぶ人はいないだろうが，スリップ・オンの靴では脱げ易いからと言って，靴擦れを作るほど小さな靴を選ぶ人がいる．

c. 女性の靴

　パンプスやハイヒールでも，ストラップがあれば，少しはインステップ・ガースで靴を保持できる．しかし，ほとんどの場合，踵が浮くのは無視して，前足部の締めつけや，趾の屈曲ですっぽ抜けるのを防いでいる．小さいパンプスを選ぶと前足部は締めつけられ，踵の後縁は食い込むので脱げにくくなるが，靴擦ればかりか，外反母趾，内反小趾，槌趾，趾間の鶏眼，陥入爪から爪の隣接趾への食い込みまでの諸悪の根源になる．ハイヒール，ミュール，サンダル，パンプスは，おしゃれのためと割り切って，長時間，漫然と履くことはやめるべきである．

d. スポーツの靴

　登山靴，スキー靴，ランニング・シューズなどのスポーツ・ギアとしての靴によって，靴擦れを作る人もまだまだいる．おしゃれ靴で靴擦れとなることの責任は靴にもあるが，スポーツによる靴擦れでは人間に大半の責任がある．もちろん，悪い靴，合わない靴，不適切な使用などもあるが，痛いのに無理してスポーツを続けることが最大の原因である．スポーツ・ギアとしての靴は，靴本来の「足を守る」という役目より，「足の機能を高める」という役目に重点が置かれているので，痛みという警報装置を無視すれば，その靴は足を傷つける．健康のためのスポーツで，足を傷つけては何にもならない．

75 ハグルンド（Haglund）変形

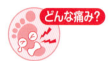 **どんな痛み？** 踵の後ろがスポーツをすると痛い．休むとよくなるが，再開するとすぐ痛くなる．

　踵骨結節部後上外側の異常な骨性の出っ張りである．アキレス腱と踵骨が接する距離が長くなり，アキレス腱周囲炎，滑液包炎を起こし易くなる．手術的に骨性隆起を切除する．アキレス腱周囲炎が難治性でこの変形がある場合は，骨切除すると治る可能性がある．

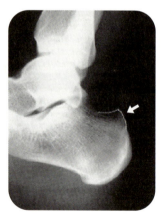

図39 ハグルンド変形

76 脛骨神経踵骨枝エントラップメント・ニューロパシー

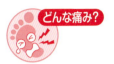 足関節の内側を押すと痛く,踵のほうへ響く場所がある.

　踵骨棘や足底腱膜付着部炎と同様,踵の前内側に痛みがあるが,起床時に足を着いたときというよりも,歩行を続けた場合に痛みが増強する.足根管から疼痛部位にかけて,脛骨神経踵骨枝に沿った圧痛があり,足根管部や母趾外転筋付着部にティネル様の痛みがある.屈筋支帯や,母趾外転筋の深部筋膜と足底方形筋の内側縁の間で脛骨神経踵骨枝が絞扼されることにより生じる.NSAIDsの外用や内服で治らなければ,ティネル様の痛みがある部位にステロイドの局注を行う.ティネル様の痛みが明らかで,保存療法に抵抗すれば,絞扼されている部位の神経を観血的に解離するが,神経剥離する場合は有痛性神経腫やRSDの好発部位であることを忘れてはならない.

77 腓骨筋痙縮性扁平足

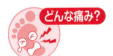 下腿の外側がつるように硬く痛くなり,土踏まずも疲れ易くなって,やはり痛くなる.

　長短腓骨筋腱の痙縮と外反扁平足を特徴とし,足根洞など距骨周囲の疼痛を訴える.この腓骨筋の痙縮と外反扁平足は,全身麻酔や腰椎麻酔で消失することから,距骨周囲の疼痛刺激からの逃避反射であり,防御反応と考えられている.したがって,外反扁平足が関節拘縮により固定されないうちに,

疼痛を鎮め，腓骨筋腱の痙縮とそれによる変形を除去することが肝要とされている．保存療法としては，鎮痛消炎剤の投与や温熱療法，足根洞への局麻剤とステロイドの注入や局注を行う．安静目的の外反楔状足底板や，非矯正位でのギプスおよび短下肢装具による固定も行われるが，治療に長期を要する例や再発も少なくない．また，先天性足根骨癒合症の合併が高頻度にみられる．これが原因の大きな一つと考えられるので，癒合部が切除可能な痙縮性扁平足では早期に手術するべきである．

78 距骨下関節不安定症

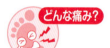 凸凹道を歩くと，外果の奥が痛い．

距骨下関節は後足部の内外反をつかさどるので，斜面を横切るときのように踵の内外反を強制されると痛む．距骨と踵骨を強固に固定している足根洞の距踵骨間靱帯が部分断裂すると，距骨下関節が不安定となり，足根洞を中心として距骨下関節に疼痛と不安定感が生じる．ストレス撮影で踵骨の前方引き出し現象を認めるほか，距骨下関節造影で滑膜の増殖像である微小乳頭の消失を認め，関節鏡で距踵骨間靱帯の部分損傷を認める．外側楔状足底板の使用や，足根洞へのステロイドと局麻剤の注入で保存的に加療する．保存療法が無効で，疼痛などにより生活への支障度が強ければ，骨間靱帯の再建術や距骨下関節の制動術の施行を考える．

79 足関節外側靱帯損傷

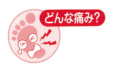
1ヵ月ほど前に転倒して,足首をひどく捻挫した.歩く際に体重を掛けて足首を背屈すると,まだ足首の前の少し外側が痛み,不安定感がある.

　足関節の外側には前・後距腓靱帯,踵腓靱帯の3つの靱帯があり,内がえし強制で断裂する.完全断裂例の初期には3週間のギプスまたは装具固定を行い,不安定性の残るものには,さらに3週間の装具固定かテーピングを追加する.強固な固定は,靱帯の治癒に有利な反面,拘縮と関節位置覚の障害をもたらすので,スポーツ選手では底屈内反を制限する装具で固定するのもよい.

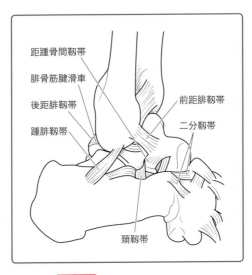

図40 足関節外側の靱帯

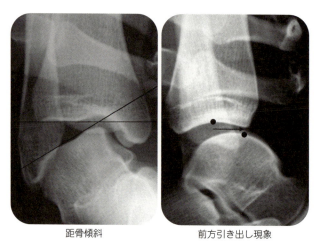

　　　　距骨傾斜　　　　　　　前方引き出し現象

図41 足関節外側靱帯損傷のストレス撮影

　前距腓靱帯，踵腓靱帯，後距腓靱帯を合わせて足関節外側靱帯と言い，この順に断裂し易い．前距腓靱帯は，腓骨下端（外果）前縁と距骨頸部基部外側をほぼ水平に繋ぎ，距骨の前方への逸脱を防いでいる．踵腓靱帯は，腓骨下端と踵骨結節部外側の小隆起をやや後方に向けて垂直に繋ぎ，踵骨と距骨の内反を防いでいる．足関節の内がえし強制で損傷し，初期には外果部の腫脹や疼痛があり，皮下出血を認め，外果前縁や先端に圧痛がある．外側靱帯が損傷すると，前方引き出し現象や距骨内反（距骨傾斜）が増加するはずであるが，この時期には疼痛のため筋性防御が強く，明らかでない．また，スポーツ選手以外は受傷直後に縫合した症例と，外固定した症例では，予後に差が余りないので，この時期に麻酔をかけて検査しても余り意味がない．受傷後6週〜3ヵ月の初期治療で満足な結果が得られなければ，ブロストロム（Broström）法などの靱帯補強術を考慮する．

80 前距腓靱帯損傷

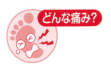
どんな痛み？　前日に足を捻挫してから，足首の外側が腫れて痛む．

　外果下端前縁から前方に走り，足関節包と一体となり，距骨外側突起前面から頚部に付着する靱帯で，踵腓靱帯，後距腓靱帯と共に外側靱帯を構成する．外側靱帯のなかでも最も損傷され易く，足関節不安定性の原因となる．陳旧性になり不安定性を残せば，再建術を考える．

81 踵腓靱帯損傷

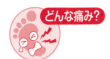
どんな痛み？　足を3週間ほど前に捻挫してから，足の外側が腫れて痛み，なかなかよくならない．

　外果先端から長短腓骨筋腱鞘の下を潜り，踵骨結節外側に付着する靱帯で，前・後距腓靱帯とともに外側靱帯を構成する．外側靱帯のなかでは，前距腓靱帯に次いで損傷の頻度が高いが，単独損傷はまれである．

82 距踵骨間靱帯損傷

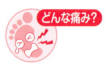 **どんな痛み？** 足を捻挫してから，足の外側が腫れて奥のほうが痛み，なかなかよくならない．不安定な感じもある．

　足根洞，足根管内にある，背が低く幅広で厚い強固な靱帯である．捻挫でこの靱帯が完全断裂することはないが，一部が断裂することにより距骨下関節不安定症や足根洞症候群を生じる．

83 距骨下関節変形性関節症

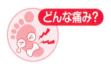 **どんな痛み？** 踵骨骨折の後に走ったり，不整地を歩いたりすると，踵の奥が痛い．

　大半は踵骨骨折の後遺症である．踵骨骨折で，踵骨の後距骨下関節面が陥

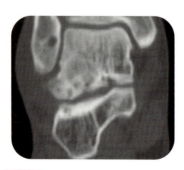

図42 距骨下関節変形性関節症

没すると，徒手的に整復することは不可能で，手術的にも解剖学的に整復するのは難しい．そのため，後距骨下関節に変形や転位を残すことが多く，変形性関節症の原因となる．変形性関節症を防止するためには，CT像で骨折型を正確に把握し，手術を要する症例では速やかに手術可能な病院に搬送することが大切である．距骨骨折後の無腐性壊死も原因となるが，症例は少ない．踵の内外反で疼痛が起こるので，靴の腰革を深くして踵骨を支持したり，ヒールの外側フレアーで内反を防ぐが，疼痛が強ければ固定術を行う．

84 距骨外側突起骨折

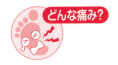
スノーボードで転倒してひどく捻った．腫れも引き，痛みも少なくなったが，体重を掛けたり，外側に足首を反らすと，外果の奥が痛い．

距骨外側突起骨折は，踵骨前方突起骨折（230ページ参照）と同様，難治性の足関節捻挫として見過ごされ易い骨折の一つである．非常に珍しい骨折とされてきたが，スノーボードの流行に伴って急増した．したがって，ス

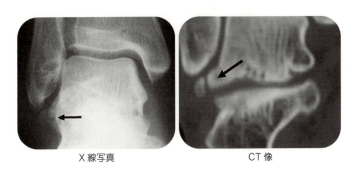

X線写真　　　　　CT像

図43 距骨外側突起骨折

ノーボードによる足関節捻挫では，X線写真で距骨外側突起を注意して読影し，疑わしければCT像で確認する．新鮮例はギプス固定を6週間行う．先端の剥離骨折と基部の横骨折の2型があり，陳旧例では，前者は切除，後者は骨接合術と骨移植を行う．

85 陳旧性外果下端剥離骨折

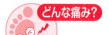 捻挫した後，外果前下縁の痛みがとれない．

X線写真で外果下端に小さな骨片を認め，同部の疼痛と外側靱帯の不安定性を認めることがある．もちろん新鮮骨折のこともあるが，多くは陳旧性の剥離骨折で，偽関節となり外側靱帯が弛緩し捻挫を繰り返していることが多い．そのため，同部の骨片が直近の外傷によるものか，陳旧性のものかにつ

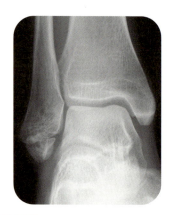

図44 陳旧性外果下端剥離骨折

いて，骨折縁の性状や臨床症状からまず確認しなければならない．疼痛が頑固な場合には，骨片が小さければ摘出し，大きければ偽関節手術で骨癒合を目指す．摘出の場合には，外果下端前方には前距腓靱帯，下縁には踵腓靱帯が付着しているので，靱帯の再建術を要する．

時に，前医が捻挫だと説明していると，「見落とし」「誤診」と考える患者が多いので，陳旧性の場合には初期には見にくいことを説明する必要がある．特に小児期に捻挫と診断されている場合には，X線写真に写らない軟骨骨折が，成長後に骨化して初めてX線写真で診断可能となることを忘れてはならない．

86 腓骨筋腱脱臼

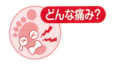

どんな痛み？ スキーで踏ん張ったら，外果の後ろで音がして急に痛くなった．足を踏ん張ると，足首の外側が急に痛くなって力が抜ける．いつそのようになるか不安でしようがない．

長・短腓骨筋は腓骨溝を下行し，腓骨下端で前方へと方向を直角に変え，足部に至る．上腓骨筋支帯は，腓骨後方部で腓骨溝から腓骨筋腱が脱臼するのを防いでいる．腓骨筋腱が緊張した状態で，背屈あるいは足部の内反が強制されると上腓骨筋支帯が損傷し，腓骨筋腱が前外方に脱臼する．これを繰り返していると慢性化し，簡単に脱臼するようになり，痛みと脱力が生じる．急性期には，軽度尖足位でのギプス固定，ヒールアップ装具，弾性包帯固定が有効である．習慣性になった場合には，手術的に腓骨溝や支帯の再建を行う．

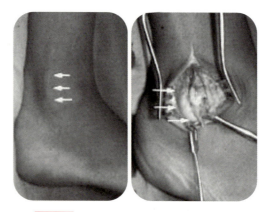

図45 外果の上に脱臼した腓骨筋腱

87 足関節滑膜インピンジメント症候群

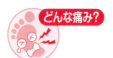
どんな痛み？　歩行中に，急に足首の前外方がギクッと痛くなる．歩いていてもしばらくすると自然に消える．

　歩行中に特に捻った覚えもないのに，急に足関節が歩けないぐらい痛くなり，ごく短時間に何もせずに治ってしまうことがある．これを週または日に何回か繰り返す．臨床的には特に所見がなく，X線写真でも何も見られない．診察時に所見がないので診断に困るが，足関節外反時の痛み，脛腓靱帯末梢部の圧痛を認めれば，これを疑ってMRIを撮ると，軽度の関節液の貯留と滑膜の増殖を認め，関節鏡で脛腓間や内外果と距骨滑車の間に滑膜の挟み込みが確認できる症例がある．炎症により増殖した滑膜のインピンジメントと考えられ，安静固定，湿布やNSAIDsの内服，ステロイド注入などを試し，だめなら鏡視下に滑膜切除を試みる．距骨滑車の骨軟骨障害や，前距腓靱帯，脛腓靱帯，三角靱帯などの陳旧性損傷などが鑑別診断となる．

88 先天性足根骨癒合症

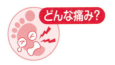 土手の斜面や凸凹道を歩くと,歩きにくいうえに足首が痛くなる.

　足根骨の先天性癒合症は,踵骨と距骨,舟状骨の間に多く見られる.X線写真で明瞭な骨性癒合はむしろまれで,関節腔の狭小化や不整としか見えない線維性または軟骨性の癒合が多い.後距踵関節部の癒合が最も多く,足根管底部に骨性隆起を認め,同部に圧痛,運動痛があれば本症を疑う.後距骨下関節のオーバーハングや,踵舟棒(calcaneonavicular bar)に特異な踵骨前方突起の形態を知ればX線写真からも診断できるが,確定診断にはCT像やMRIが必要である.疼痛は,癒合関節部のストレス,隣接関節の過負荷により生じると考えられるので,運動量を軽減し,足関節固定装具や後足部外側ウェッジのアーチサポートで距骨下関節を安定化させる.保存療法に抵抗する場合には,手術的に癒合部を切除する.

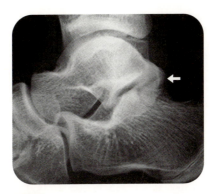

図46 距踵間の先天性足根骨癒合症

コラム　骨癒合のない先天性足根骨癒合症

　多くの整形外科医は，先天性足根骨癒合症はごくまれと考えている．事実，X線写真で骨性に癒合している症例は少なく，骨性癒合の大半は他の先天奇形の部分症である．骨性の癒合自体は痛みを生じないが，疼痛を起こし問題となるのは，線維性および軟骨性の癒合であり，これは決して少なくない．ただし，X線写真では癒合しているようには見えず，関節裂隙が狭かったり，不整だったりするだけである．そのため，X線写真で骨性の癒合を探しても見つからない．後距骨下関節内側，踵・舟状骨間の関節裂隙が狭かったり，形がおかしかったりする場合は，CT像を撮ってみよう．

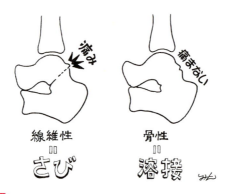

図47　先天性足根骨癒合症の線維性および骨性の癒合

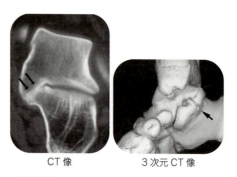

図48　先天性足根骨癒合症のCT像

89 足根管症候群（tarsal tunnel syndrome）

どんな痛み？ 内果の下が腫れて，押すと痛く，足の裏や踵に響く．

　内果後方から下方に骨性の溝があり，後脛骨筋腱，長母趾屈筋腱，長趾屈筋腱，脛骨神経，後脛骨動静脈が入っている．この屈筋腱と神経血管束が通る溝は，天井を内果後部と踵骨結節部に張る屈筋支帯に覆われ，トンネル状の足根管を形成する．脛骨神経は踵骨枝，内・外側足底神経に分かれるが，踵骨枝は屈筋支帯を貫通した後に踵骨内側部の皮膚に分布し，内・外側足底神経は，屈筋支帯を出た後に各々線維性のトンネルを再び通過し，足底内・外側部の皮膚に分布する．

　足根管症候群は，この足根管の中で，さまざまな原因により神経が圧迫，絞扼（エントラップメント・ニューロパシー）される症候群である．症状としては，踵，足底の知覚支配領域に痺れや疼痛，灼熱感を訴え，足根管内に圧痛とティネル様の痛みを認める．X線写真に所見は見られないが，MRIで原因，程度，範囲が明らかになるので，MRIは必須の検査である．手根管症候群と異なり，運動麻痺と筋萎縮は著明でないので，知覚神経伝導速度の低下が確定診断となる．糖尿病性神経症，腰部椎間板ヘルニアなどの鑑別が必要であるばかりでなく，後者では複数の箇所（両方）での障害（double crash lesion）の可能性もある．

　原因には，ガングリオン，神経鞘腫，血管腫などの腫瘍，後距踵関節の先天性足根骨癒合症による底部からの圧迫など，明らかな空間占拠障害（space occupying lesion）のほか，外傷性の線維化，静脈瘤の拡大，長趾屈筋腱の腱鞘炎，母趾外転筋の副筋腹の肥大，足部の外反変形など，可逆的な空間占拠もある．しかし，手術で足根管を開けても，明らかな空間を占拠する障害が見つからないうえに，そのまま閉じたにもかかわらず，その後に症状が改善

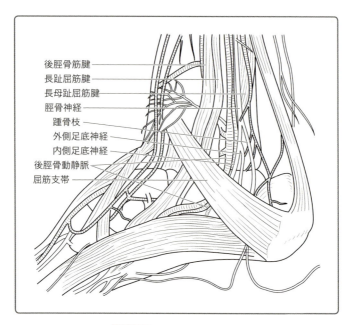

図49 足根管の解剖図

後脛骨筋腱
長趾屈筋腱
長母趾屈筋腱
脛骨神経
踵骨枝
外側足底神経
内側足底神経
後脛骨動静脈
屈筋支帯

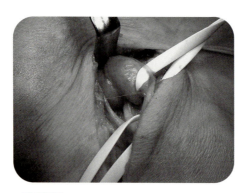

図50 神経鞘腫による足根管症候群
原因となっていた神経鞘腫の術中所見を示す.

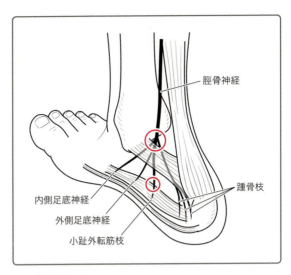

図51 足根管での脛骨神経の絞扼部位

する特発性としか言えない症例もある．

　明らかな space occupying lesion がある場合には保存的な加療の対象とはならない．明らかな原因のないものや外傷後の症例には，局所の安静固定とステロイドの足根管内注入が効果的である．連珠状の神経幹内ガングリオンをみることがあるが，摘出後疼痛が増悪するので手術による摘出は禁忌である．

> **コラム** 外骨腫による足根管症候群！？
>
> 　足根管の底に骨性の隆起があり，腱鞘炎や足根管症候群を起こした症例を数例手術したことがある．骨性や軟骨性の良性腫瘍と診断し，隆起を切除した．隆起はとれて痛みや痺れは軽くなったが，すっきりとはしない．距骨下関節に負担がかかると痛みが増し，術後の関節拘縮か癒着と考えていた．20数年ぶりに，X線写真のスライドを見直したら，後距骨下関節内側の先天性足根骨癒合症だった．手術記録を読み直してみたら，「軟骨帽がないので外骨腫と診断して平らになるまで削った．関節軟骨が出てきたが，つぶれていた」と記載してあった．距骨下関節の可動性が出ずに痛んでいたのだろう．藪はいつまで経っても藪である．

90 距骨嘴

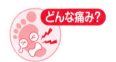
どんな痛み？ 学生時代はよくサッカーをやっていた．50歳過ぎた頃から足首の背屈が悪くなり，無理に背屈させると足首の前が痛い．

　距骨嘴（きょこつし）は距骨頚部の背側に生じる骨棘で，脛骨前縁と距骨頚部背側の衝突性骨傷による．先天性足根骨癒合症に合併することが多く，圧迫しなければ症状がない．先天性足根骨癒合症を発見する目標にはなるが，治療を必要とすることはまれである．

91 足関節前方の衝突性外骨腫（impingement exostosis）

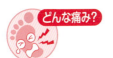 足首を背屈させると，足首の前が痛い．

　脛骨前縁部，距骨滑車部前縁部に外骨腫様の骨増殖変化を認める．若年者のスポーツ選手や足関節に不安定性を抱える患者にもみられるので，過背屈で脛骨前縁と距骨背側が衝突したり，過底屈で靱帯や関節嚢に過度の牽引力が働いたり，捻挫を繰り返した結果と思われる．若年者ではスポーツ活動で背屈時のみ足関節前方に疼痛を訴えるが，年長者になると舟状骨近位背側縁にも同様な変化が起こったり，足関節変形性関節症に移行したりして，長時間歩行でも疼痛を訴える．

　若いスポーツ選手では，骨の成長期に過剰な刺激が加わった結果であり，疼痛は一種の警報とも言えるため，薬剤や注射で強引に疼痛を抑えて，激しいスポーツ活動を続けさせてはならない．温熱療法や局所の湿布，軟膏，過度の関節運動を防止するサポーターやテーピング程度にとどめ，スポーツ活動を調節させる．手術的には骨棘の切除と関節郭清術を行う．

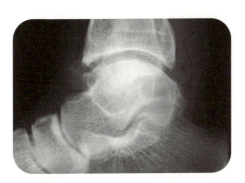

図52　足関節前縁部の衝突性外骨腫

92 伸筋腱腱鞘炎

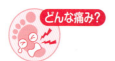
どんな痛み? ジョギングを頑張ったせいか，走ったり背屈したりすると，足首の前がギシギシと痛い．

　長母趾伸筋腱，前脛骨筋，長趾伸筋腱は，足関節前方の伸筋支帯から足背部にかけて靱帯性腱鞘を持つ．本症では前足根管症候群と同様，靴による圧迫や過度の運動により同部に炎症を起こす．疼痛，腫脹，圧痛，運動痛のほか，ギシギシという軋轢音が特徴である．局所の安静を命じ，原因となる靴

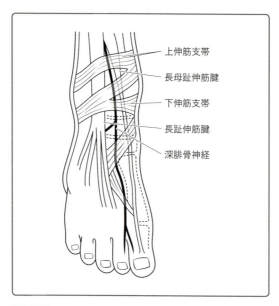

図53 足関節前方の腱・神経と伸筋支帯の関係

や靴紐などの圧迫は除去し，鎮痛消炎剤の湿布，軟膏，内服を使用する．炎症が強いときにはステロイドの腱鞘内注射の適応となる．手術的には腱鞘切開を行うが，伸筋支帯を完全に切離すると腱の弓状隆起（baw spring）が起きるので注意が必要である．足根骨間の関節縁が隆起して足根骨瘤（tarsal boss）を形成し，それが炎症の原因となるときには切除が必要である．

93 伸筋支帯エントラップメント・ニューロパシー

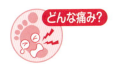 どんな痛み？　足首の前を押すと痛く，甲にかけて響く場所がある．

　深腓骨神経や浅腓骨神経の皮枝が足関節前面の伸筋支帯を通過するときに絞扼され，エントラップメント・ニューロパシーを起こす．伸筋腱腱鞘炎（前項）と同様の原因で起こり，同じような部位に症状を呈するが，ティネル様の痛みが特徴的で，腫脹や運動痛は少なく，圧痛は鋭く限局性で，軋轢感はない．治療も同様であるが，手術では神経に沿って伸筋支帯全長を切離するだけで，神経剝離は行わない．

コラム 球状足関節

　足関節は鞍関節であるが，正面 X 線写真で距骨滑車が半球状になった症例がある．たいてい距骨と踵骨の骨性癒合があり，距骨下関節の可動性はまったくない．

　はじめは著者も，球状の距骨滑車も距骨と踵骨の癒合も，一連の奇形と簡単に考えていた．あるとき，球状足関節で痛みを訴える患者が来た．子供のときにも足が痛かったことがあり，何と 40 年前の X 線写真を持っていると言う．早速，見せてもらったところ，正常の距骨滑車で丸くない．なんだ反対側だったのかとがっかりしたが，患者は間違いないと言う．確かに，見直してみると，立派に距骨下関節が骨性に癒合していた．何と球状足関節そのものは先天奇形ではなく，長年，距腿関節が距骨下関節の役割も果たそうと順応してきた結果だったのである．

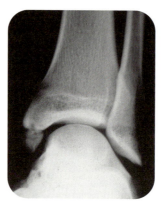

図 54 骨性の先天性足根骨癒合症にみられた球状足関節

94 足関節部滑液包炎（座りダコ）

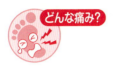
どんな痛み？ 足首の前外方が，急に腫れてピンポン球のように大きくなり，熱を持って痛い．

　昔は，座りダコと言って，正座で床に当たる足関節前外方に胼胝のある人が多かった．長年，皮膚が骨と床に挟まれて擦れ，胼胝になったり滑液包が生じたりした．今でも正座好きな人や職業的に正座を頻繁にする人には座りダコを認めるが，初めて滑液包が大きく膨れびっくりする人もいる．感染を起こすと，滑液が貯留して内圧が高まり疼痛を生じるので，慌てて来院する．時に滑膜が増殖したり，骨軟骨症様の細粒が溜まって硬くなったりする．肘頭や膝蓋骨部の滑液包炎と同じ病態である．正座を避け圧迫や摩擦を減らすと同時に，滑液包を穿刺して除圧する．穿刺液は培養検査に提出し，洗浄，抗生物質の注入を行い，程度に応じて抗生物質の内服を追加する．丈夫な胼胝ができれば滑液包を作ることもまれになるが，お稽古事などでたまに正座する人では繰り返すこともあるので，圧迫しないように注意させる．正座をする民族と，アラーの神に礼拝する回教徒には珍しくないが，正座の習慣のない民族では珍しいようで，時に欧米の学術誌に症例報告されている．

95　脛腓靱帯損傷

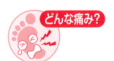
どんな痛み？　歩いていて足首を返したり，しゃがみ込むと，足首が痛い．

　脛腓靱帯は，末梢部の前後で骨間靱帯と共に脛骨，腓骨を強固に結合し，距腿関節窩を形成しており，これを広げる強い外力で断裂する．骨折がないと捻挫として看過され易く，治りにくい足関節捻挫のなかには，陳旧性の脛腓靱帯損傷が原因になっているものも少なくない．尖足位での内がえし捻挫で前脛腓靱帯が損傷し，放置された結果，足関節背屈時に足関節前面の痛みが残る．滑膜の進入と増殖が起こるとインピンジメントの痛みも加わる．X線写真での診断は難しいので，既往歴，前脛腓靱帯部の圧痛やストレス時の痛みから脛腓靱帯損傷を疑えば，CT，MRIで診断する．滑膜炎が疼痛を増悪させているので，運動の軽減，装具での固定，湿布，ステロイドの局注を行う．手術的には滑膜切除と靱帯再建に仮の内固定を追加するが，スポーツ復帰まで考えると成績は十分とは言えない．

96　三角骨症候群

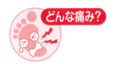
どんな痛み？　ポアント（バレエダンスでのつま先で立つ動作）や，サッカーでボールを足背で蹴って足関節を過底屈すると，足首の後ろが痛い．

　三角骨は距骨の過剰骨で，正常でも約10％の人にみられ，長母趾屈筋腱溝

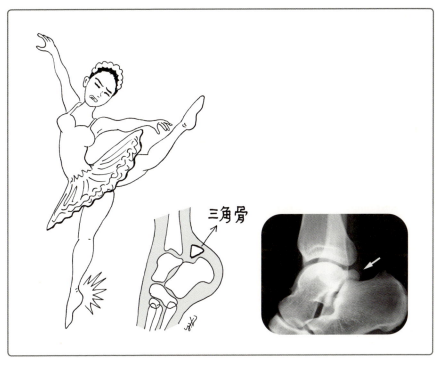

図55 三角骨症候群

の外側，後突起の後方に位置する．距骨後突起骨折はシェファード（Shepherd）骨折と呼ばれるが，偽関節になると三角骨との鑑別が難しい．サッカーで，インステップキックでボールを蹴り続け，距骨後突起が脛骨後縁と踵骨に挟まれ，疲労骨折を起こすこともあると言う．クラシックバレエのポアントで起こすことが知られていたが，最近ではサッカーのインステップキックで起こすことも多い．いずれにしても，足関節の過底屈で，脛骨後縁と踵骨に三角骨や大きな後突起が挟まれて疼痛を起こす病態を三角骨症候群と呼ぶ．

　最大底屈位での足関節後方の疼痛と，最大底屈位の側面X線写真で診断できるが，滑膜炎や長母趾屈筋腱腱鞘炎（次ページ参照）との鑑断のためには

CT, MRIが有用である．保存療法は足関節の過底屈を禁止することである．しかし，三角骨症候群を起こすサッカー選手やクラシックバレエのバレリーナは，疼痛があっても足関節の過底屈をやめない．テーピングで過底屈を防止しても，「ボールが巧く蹴れない」「巧く踊れない」と歓迎されない．もちろん，温熱療法や鎮痛消炎剤の投与，ステロイドの局注が効果的な症例も多いが，練習に熱心な患者には効果も一時的である．スポーツや芸術活動を第一と考える患者に対しては，保存療法が無効であれば，三角骨摘出に踏み切るしかない．このとき長母趾屈筋腱の腱鞘炎を合併することが多いので，腱鞘切開術を同時に施行する．

　大きい三角骨のある子供が，幼児期からポアントを練習すると，足関節が過底屈できないため凹足状の中足部変形をきたし，ポアントの足の形が悪くなり，プロのバレリーナとしては通用しなくなる．10年以上練習を重ねてからプロを諦めることになるので，きれいに足関節を底屈できない子供には一度Ｘ線写真でチェックするとよい．

97 長母趾屈筋腱腱鞘炎（母趾のばね趾）

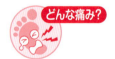
母趾を曲げると曲がったまま伸びなくなる．手で母趾を背屈すると，足首の後ろが痛く，コキンと鳴って急に伸びる．

　バレリーナに多くみられる距骨後方での長母趾屈筋腱腱鞘炎で，三角骨症候群と合併して起こることが多い．母指のばね指と同様に，母趾IP関節に弾発現象が起こるが，手と異なり，原因となる腱鞘の狭窄は足関節後方の長母趾屈筋腱溝にあり，母趾の屈伸で同部に疼痛がある．特有な弾発現象と足関節後方の痛み，足関節後方の母趾の屈伸により移動する腫瘤，足関節底屈に

より母趾の屈曲が可能になるなどの臨床所見で診断できる．診断そのものにCT，MRIは必須ではないが，原因，滑液の貯留，腱の縦断裂，筋腹異常の確認には有用である．練習の軽減，局所の安静で軽快しなければステロイドの注入を行う．保存的に改善しなかったり，三角骨を摘出する機会があれば，腱鞘切開を行う．前項と同様，プロのバレリーナに練習の軽減を守らせるのは至難の業である．

> **コラム** 強剛母趾（hallux rigidus）／強剛母指（pollex rigidus），母趾のばね趾（trigger great toe）／母指のばね指（trigger thumb）
>
> 　医者でも強剛母趾と強剛母指，母趾のばね趾と母指のばね指を正しく理解して，使い分けている人は少ない．
> 　足の外科医であれば，強剛母趾は母趾MTP関節を背屈させると痛みのある変形性関節症，手の外科医であれば，強剛母指は母指が曲がらなかったり伸びなかったりする幼児の狭窄性腱鞘炎であることはよく知っている．しかし，それ以外の医者は，強剛母趾と強剛母指の病態が変形性関節症と腱鞘炎であり，それらがまったく異なることは知らないだろう．
> 　また，母指のばね指が母指MTP関節部の腱鞘炎であることは，整形外科医なら誰でも知っているが，母趾のばね趾の腱鞘炎が足関節後方の長母趾屈筋腱溝で起こることは，足の外科医でなければ知らないこともある．
> 　強剛母指と母指のばね指はまったく同じ腱鞘炎だが，強剛母趾と母趾のばね趾はまったく異なり，前者は変形性関節症，後者は腱鞘炎である．また，同じ腱鞘炎でも，その場所は母趾では足関節後部，母指ではMP関節掌側である．
> 　冗談だが，強剛母趾にステロイドの腱鞘内注入を保険請求してはならない．現在，日本整形外科学会には強剛母指のパンフレットはあっても，強剛母趾のパンフレットはない．足の外科医の怠慢であるが，狭窄性腱鞘炎による弾発現象は「強剛」と言うより「ばね」のほうが即しているように思うので，強剛の名は母趾に譲ってもらえないだろうか．

98 尖足

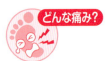 どんな痛み？　怪我の後，足首が反らなくなって踵が着かないので，趾の付け根に胼胝ができて痛む．

　尖足には先天性と後天性のものがあり，骨・関節によるものと軟部組織によるものがある．原因も種々多様であるが，始めはアキレス腱の短縮だけでも，時間が経つと皮膚，屈筋腱群の腱鞘，後方の関節包も拘縮し，成長期であれば骨・関節の変形をきたし強直となる．高度の尖足では，足底接地ができず脚長差も生じるので，歩行の著しい障害を招き，足底部の疼痛が生じる．補装具による治療は難しく，観血的矯正が必要だが，高度の尖足を一期的に矯正すると，アキレス腱上の皮膚が不足し，血行障害を起こすことがあるの

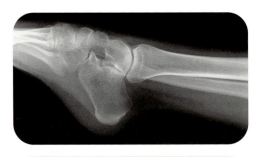
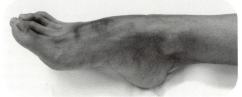

図56　高度な尖足

で，創外固定器で時間をかけて矯正するか，前方を短縮し後方を支点として閉じる楔状矯正骨切り術（closing wedge osteotomy）で血管神経束と皮膚を保護しながら矯正する．

99 距骨滑車骨軟骨障害（osteochondral lesion）

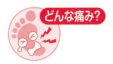
どんな痛み？ スポーツをすると，足首の奥が急に痛くなって，止めてしばらくすると自然に消える．最近はその頻度が高くなり，なかなか痛みがとれなくなった．

距骨滑車の軟骨障害で，骨軟骨骨折と離断性骨軟骨炎がある．昔は一度の外傷で起こるものを「骨軟骨骨折」，明らかな外傷の既往がなく起こるものを「離断性骨軟骨炎」としてきたが，明らかに区別し得るものは少数であり，骨折や炎症を確認できるものも少ないので「骨軟骨障害」と総称している．

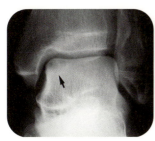
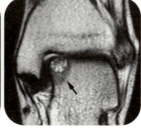
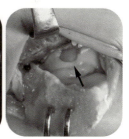

X線写真　　　　　　MRI　　　　　　術中所見

図57 距骨滑車骨軟骨障害

骨軟骨障害は，いわゆる難治性足関節捻挫の最も多い原因の一つで，X線写真では見過ごされることが多い．しかし，骨軟骨障害を念頭に入れ，好発部位である内側・外側の隅角を正面像で慎重に検索すれば，X線写真でも発見できる．しかし，骨軟骨障害の程度や広がり，手術の必要性を評価するにはCT，MRIが必須であり，臨床症状とX線写真だけでは診断できない．Berndt-HartyのX線写真分類をはじめとして，種々のCT，MRI，関節鏡所見による分類があるが，一長一短があるので目的に合わせて組み合わせて評価する．

　ギプスなどの固定により離れかけた骨片が癒合したとの報告はないので，鎮痛目的の温熱療法や安静はともかくとして，長期の固定には賛成できない．また，放置によって進行する変形性足関節症を生じるという確かな報告もないので，症状が軽度な骨軟骨障害では，定期的に画像で経過を追うのが唯一の保存療法ということになる．スポーツ選手や日常生活に支障のある場合には，骨片の状況，大きさ，深さにより，ドリリング，骨片切除，骨片接合，骨軟骨移植（モザイク法）などを行う．関節鏡下に行えれば侵襲が少なく回復も早いが，骨軟骨障害の部位，大きさ，手術法によっては行えない．

100 足関節変形性関節症

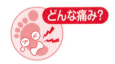

昔，足首を骨折したことがある．その後，無理をしなければ痛まなかったが，ここ 2，3 年は長く歩くと痛くなるようになった．最近の数ヵ月間は通勤で歩くだけでも痛くなる．

　足関節変形性関節症は関節の退行性変化で，関節軟骨は消失，関節裂隙は狭小化し，軟骨下骨の硬化，囊胞形成や，関節周囲の骨棘形成を認める．側面では距骨滑車は扁平化し，正面では丸みを帯びて内外果の角度は開く．最初はスポーツや運動時の痛みであるが，正座や歩行でも痛むようになり，最後には安静時にも疼痛が生じる．底背屈は制限されるが，逆に内外反では動揺性を認める．足関節に滑膜の増殖があり，穿刺で水腫を認めるとともに，関節裂隙には圧痛がある．
　膝に比べ頻度は低く，多くが関節の不適合を残す脱臼骨折，関節内骨折や

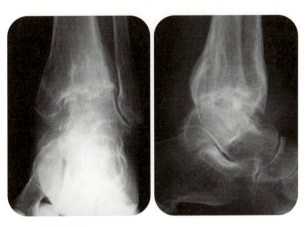

図58 足関節変形性関節症（重度例）

動揺性を残す足関節外側靱帯損傷の二次性変形性関節症で，一次性変形性関節症は少ない．したがって，原因疾患に対する治療が防止に大切である．二次性の変形性関節症を防止するためには，足関節脱臼骨折の整復不十分例，下腿アライメントの悪い例，不安定性のある靱帯損傷では，それぞれ再建術や矯正骨切り術が必要となる．

　保存療法には，非荷重運動による下腿筋力の増強とテーピングやサポーターでの安定性の強化が必要である．疼痛や炎症が強いときには，局所の安静や温熱療法，鎮痛消炎剤の湿布，軟膏，内服に加えて，関節内ステロイド注入が効果的であるが，多用されるべきではない．

　背屈制限の強い症例では，踏み返しで足関節前方部分に異常な応力が掛かるのでロッカーボトムの靴を処方する．平地歩行に最低限必要な10〜20度の底背屈はショパール関節で代行し得るので，距腿関節の可動域がほとんどない症例でも痛みさえなければこれで対応できる．足関節に動揺性のある症例には，半長靴のロッカーボトム付き靴型足関節固定装具を作製する．

　初期の症例では，症状の改善と進行予防のため，アライメントの改善や距腿関節の適合を目的とした矯正骨切り術や靱帯再建術が行われる．また，疼痛が強くなれば，距腿関節の固定術を行う．固定術を行えば，歩行能力が回復するだけでなく，ゴルフやテニス，軽登山も可能となる．固定術による機能的予後が悪くないので，人工関節の適応は膝や股関節に比べて限定されるが，患者の希望や年齢，生活環境を考慮して決める．

101 特発性距骨壊死

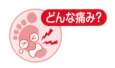 怪我をしたわけでもないのに，足首の奥の痛みがとれない．段々ひどくなって，体重を掛けるのが辛い．

　距骨頚部脱臼骨折後の距骨体部の無腐性壊死は知られているが，骨折のない特発性の距骨壊死は非常にまれな疾患である．捻挫などをきっかけに足関節痛が起こり，X線写真では距骨の硬化像や圧潰像を認める．X線所見の乏しい初期でも，MRIで診断が可能である．たまたまMRIを撮った自己免疫疾患やステロイド使用症例で，無症候性の距骨壊死像が見つかることから，これらの患者には意外と合併例が多いと考えられるので注意を要する．PTB装具で非荷重を続けるが，滑車部が圧潰すればブレアー（Blair）の固定術や人工関節，人工距骨置換術を行う．滑車部の圧潰が起こらず，無腐性壊死の画像所見が続くときは，非荷重をいつまで続けるか判断に悩むところであるが，無症状でそのまま治癒していることも予想されることから，痛みがなくなれば荷重を開始する．

102 アキレス腱断裂

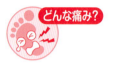
どんな痛み？ 階段を駆け上がったら，後ろから足首の後方をバットで殴られたような感じがして，急に痛くなった．

　アキレス腱の付着部より3～5cm中枢部では血行の境界部があり，アキレス腱炎や腱周囲炎で瘢痕化していると切れ易い．40歳代以降の男性に頻度が高く，スポーツ愛好家，アキレス腱周囲炎を繰り返す患者に多く，糖尿病性腎症の透析患者では単に歩いているだけで両側が完全断裂する例もある．アキレス腱の完全断裂は，診断に迷うことはないが，部分断裂，特に筋腱移行部の部分断裂は見逃されることが少なくない．特に糖尿病性神経症患者や高齢者では，痛覚が鈍くなっているため，完全断裂していても典型的な痛みを訴えないことがあり，看過されることも少なくない．病的断裂でなければ治療は容易だが，保存的に治療するか観血的に縫合するかは迷うところである．時間が掛かり，わずかに再断裂の危険性は大きいが，十分な治療成績が報告されているので，スポーツ選手以外は保存療法で治療できる．

103 下腿筋膜裂傷（肉ばなれ）

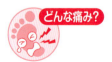
どんな痛み？ ダッシュしたら，ふくらはぎが急に痛くなって，走れなくなった．

　最もよくみる下腿の外傷である．下腿筋膜は，下腿三頭筋を包む格子状の

線維構造を持ち，筋肉が収縮して容積が増えても，格子の角度の変化により対応でき，下腿の静脈還流に寄与している．足関節の強い底屈によって，急激に筋腹が太くなり，急速に中枢に移動すると，下腿筋膜は対応できずに裂けることがある．アキレス腱筋腱移行部の部分断裂との鑑別が難しいが，保存的に加療することには変わりない．筋膜が裂けると，筋収縮により筋が膨張したとき筋肉が裂け目から脱出するので（筋膜ヘルニア），これを防止し痛みを減らすため3〜6週間，テーピングや弾性包帯により補強する．結局，松葉杖もつかずに過ごす患者が多いので，意外と長く疼痛を訴えることも少なくない．神経質な患者では，内出血の部位が下方に拡大するのを気にすることもある．スポーツ選手では筋膜ヘルニアを繰り返すことがあるが，通常は後遺症も残さず治癒する．前脛骨筋の筋膜裂傷や筋腹の部分断裂はまれであるが，癒着のため足関節の背屈制限をきたすことがあるので注意を要する．

104 コンパートメント症候群（下腿）

どんな痛み？ 走りすぎたせいか，ふくらはぎがパンパンに腫れて，締めつけられるように痛む．

　コンパートメント症候群とは，骨，骨間膜，筋膜などの隔壁により閉ざされた部屋（コンパートメント）の中の圧力が種々の原因で高まる障害である．打撲などでコンパートメントの中の筋肉が腫れると，圧が高まり，静脈圧を越えると静脈還流が障害され，うっ血が生じて血行が障害される．血行が障害されると，筋肉はさらに腫脹して圧が高まるという悪循環に陥る．ついには，圧が動脈圧を越えると阻血が生じ，筋肉は壊死に陥る．したがって，治療は「圧の上昇→血行障害→筋肉の腫脹」という悪循環を断つために，コンパートメントを切開，開放して，内圧を下げることにある．

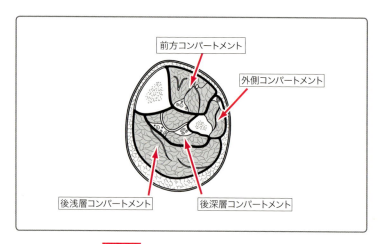

図59 下腿のコンパートメント

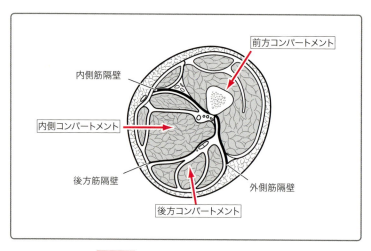

図60 大腿のコンパートメント

下腿には，前方，外側，後浅層，後深層の4つのコンパートメントがあり，各々は独立しているので，悪循環の生じたコンパートメントはすべて開放しなければならない．下腿と同様に，足部にも内側，外側，中央，骨間の4つのコンパートメント（図22, 213ページ参照）があり，圧挫によりコンパートメント症候群を起こし，足内筋が壊死に陥ることがある．大腿にも前方，後方，内側の3つのコンパートメントがあるが，しっかりしたコンパートメントではないので，症状は軽く，筋膜切開を要することは少ない．また，スポーツなど筋肉の疲労によって前方のコンパートメントに起こる軽症例は，前脛骨筋症候群と呼ばれる．なお，最も有名なコンパートメント症候群は前腕のフォルクマン（Volkmann）拘縮である．

　コンパートメント症候群，即，筋膜切開という図式から，単に表層から筋膜のみを切開すると，下腿では十分なコンパートメントの開放ができない．神経血管束が入る後深層コンパートメントは，筋膜だけでなく深部の隔壁や骨間膜を十分に切離しないと圧が下がらない．時には縦隔や腓骨を切除する必要があり，「筋膜切開」という言葉に騙されてはならない．

　同様に，「30 mmHg以上の内圧で筋膜切開」というフローチャートもくせ者である．圧力計の針先の入った部分は30 mmHg以下でも，隣のコンパートメントがそれ以上でない保証はない．要は，手で触ってみるのが一番で，日頃から血圧計のマンシェットを触ったり握ったりして，30 mmHgの感触を覚えておく．1つでもコンパートメントが硬い場合は，追加の切開が必要で，末梢の脈拍を触れなければ深層を開放する．

　腓骨中央部の20 cm長を全周にわたって骨膜上で剥離すると，全コンパートメントが開放されるので，初心者でも行える．重篤なコンパートメント症候群の救急処置として，覚えておいて損はない．

105 裂　足

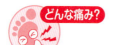 足先の両側が靴に当たって痛い．

　裂手と同じ奇形であるが，足では幸いなことに手に比べて機能障害が少ない．特に靴を履くことさえできれば整容的な問題も少ないので，問題が生じるまで待機してよい．足長に対し足幅が広すぎることとなるが，靴を履けばある程度は縮んでくれるし，幼少時に無理をして裂け目を縫合した結果，硬くて幅の狭い足ができると，かえって靴を履くことが困難となる．骨成長が完了し，形が悩みの原因となっているようであれば，中足骨の骨切りを中心に，長さと幅のバランスを整える．成長終了まで待機すれば，手術手技は容易になるが，その間に患者の期待は高まり，機能的障害が少ないが故に整容的期待も高いので，時間を掛けてゴールを決める必要がある．

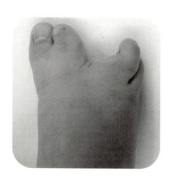

図61　裂足

106 凍瘡，あかぎれ

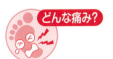 水疱になって，痛痒い．

凍瘡はいわゆる「しもやけ」のことで，寒さと湿気にさらされ，血管が収縮して生じる浮腫であり，足では趾背部や踵に紅斑をつくる．瘙痒感，灼熱感を伴い，水疱や潰瘍を形成することもある．「ひび」「あかぎれ」とともに，よく知られていたが，栄養状態の改善により激減し，母親ばかりでなく医者さえもみたことがないため，診断に時間がかかることがある．湿潤により瘙痒感が悪化するが，暖かくなると自然に軽快する．

「あかぎれ」では，寒さと乾燥により皮膚がひび割れ出血し，痛い．しもやけ同様，みることは少なくなったが，その存在を忘れないことが大切である．

107 凍　傷

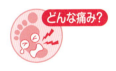 冬山登山で靴下を濡れたままにしていたら，趾が腫れて痛くなった．

凍傷は組織の凍結で，血流障害が強いと壊死となって切断を要する．重度の凍傷は原因も明確で診断に迷うことはないが，軽症の場合は発赤，腫脹，水疱，疼痛だけでそのまま治癒してしまうので，夏場の冷凍庫での作業など患者が原因に気づいていないと診断に迷うこともある．

重症例の救急処置としては40℃のお湯で温めた後，乾燥させ，患部を保護

する．切断は数週間後に壊死部の境界が明確になってから施行するが，趾部であれば断端形成や植皮をしなくても，骨切除を含めたデブリドマンを続けていれば自然に閉鎖するし，断端の形状も良い．また，趾部までの切断であれば，硬めの表底の靴を履けば歩行に支障はない．登山でも登山靴はもともと底が硬く，つま先も守られた紐靴なので，趾部切断であれば余り不自由がない．

108 白癬症（水虫）

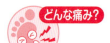 どんな痛み？　趾の間がくずれ，痛痒い．

　白癬症は，白癬菌が感染して起こる．趾間を中心にびらんを生じたり，汗疱様の発疹，小さな水疱を生じたり，踵の皮膚が角質化して痒い．白癬菌を顕微鏡で証明することで診断する．整形外科医を含めて素人が水虫の軟膏治療を行った結果，軟膏による接触性皮膚炎を併発して症状を悪化させていることが少なくない．幸い，手に感染することは少ないので足の診察に不自由はないが，やはり皮膚科に紹介すべき疾患である．

109 爪白癬（水虫）

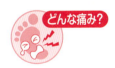
どんな痛み？ 痒くはないが，爪が厚くなり，靴に当たって痛い．

爪に白癬菌が感染し，層状に肥厚して靴に当たる．痒みはない．爪が厚くなり，爪の先端から白濁し，全体に光沢がなくなり，表面に凹凸ができて，くずれる．爪真菌症の90％以上は爪白癬である．見たことがあれば診断は一目瞭然だが，念のために白癬菌を顕微鏡で確認するとよい．

皮膚の水虫は誰でも知っているが，痒みを伴わない爪の肥厚の原因が水虫だと知らない患者が多いことが問題である．陥入爪や靴の障害の原因にもなり，内服が必要であり外用薬では治らないので，やはり皮膚科に紹介すべきである．

110 関節リウマチ（RA）

どんな痛み？ 趾の付け根の関節が腫れて痛い．足首や甲も腫れて痛い．

足部には，多くの関節と滑膜があるので，RAに侵され易い．RAの15％近くが足部に初発し，10年を超える長期例では足部の変形が必発とされている．しかし，ARA（American Rheumatism Association）の診断基準においても，足部の症状やX線所見は，手部に比して重視されていない．これは，単に足部が目に付きにくいためであり，初発の頻度や症状とその程度は，手

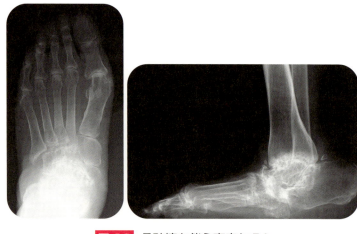

図62 骨破壊を伴う高度なRA

部と同様である．

　前足部の変形は，外反扁平足と開張足を伴った外反母趾，MTP関節の脱臼と槌趾の三角変形である．中足部では凸足と足根骨の破壊・癒合がみられ，後足部には外反と足関節の破壊が起こる．荷重と靴の圧迫による障害が特徴で，変形は胼胝や潰瘍を生じ，特に中足骨骨頭部では，足底の皮下脂肪が末梢に退縮し，骨頭が床に当たって疼痛が生じる．

　保存療法では，足底板による圧の分散と，ロッカーボトムによる関節の安静が中心となる．前足部の手術では母趾MTP関節固定術と母趾以外のMTP関節切除術，後足部の手術では三関節固定術が主で，足関節固定術も行われる．RAが全身性の疾患で，足部は支持と歩行をつかさどる下肢の一部であることを忘れずに，治療計画を立てることが肝心である．また，RA患者の足部の機能が変形に比べて良好なことも忘れてはならない．

　いずれにしても，生物学的製剤など，RAそのものに対する治療で症状の寛解が期待できるようになったので，まずはRAの治療を優先し，症状が固定した後に遺残変形，後遺障害に対し治療計画を立てることが肝要である．

コラム　RA 患者の靴

　RA の患者にとって靴は履くこと自体が問題となる．変形で足を靴に入れにくく靴紐を結べないので，靴先まで開くことができて，ファスナーやマジックベルトで止める靴が必要となる．槌趾の変形があるため靴先（先玉）の高さが必要で，甲革も柔らかくなければならない．足底，特に中足骨骨頭部や踵の脂肪が萎縮するので，敷革部分にはクッションが必要であり，足底板のためにある程度の深さを必要とする．低めの踵で，少しロッカーボトムとし，靴底は滑りにくく，軽くなければならない．本来なら関節を固定し変形を矯正する特製の治療靴が最良のはずだが，いくら正確に採型しても，脱着が難しく，硬くて重い靴は受け入れられず，結局はスリッパか室内履きのような軽く柔らかくて形のないような靴が好まれる．活動性が限られていても，変形の強い割には日常活動が維持されているので，靴の要件は脱着が容易で，軽く当たらず滑らないことに尽きるようである．

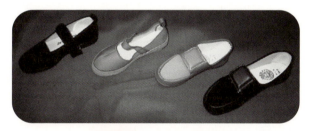

図63　RA 患者の靴

> **コラム　生物学的製剤と RA 手術**
>
> 　抗リウマチ薬（DMARDs），特に生物学的製剤の開発によって RA の治療は激変し，RA による関節破壊を止めることができるようになった．学生時代にプレドニン® に感激し RA はこれで治ると確信した著者には一抹の不安も残るが，RA が燃え尽きるまで手を出しかねていた足の外科医としては期待が大きい．
>
> 　足は大地との接点で最も荷重の掛かる部位なので，術直後には満足できる手術でも，5 年もしないうちに元の木阿弥となる症例が多かった．そのため，RA 手術は関節切除や関節固定，人工関節など関節そのものを切除して関節破壊を防ぐ手術が主流で，関節を残した再建術を行うためには，RA が自然治癒するか燃え尽きて枯れるのを待つしかなかった．
>
> 　生物学的製剤により関節破壊そのものに治療の道が開けたことから，同じ外反母趾，後脛骨筋腱機能不全症（PTTD）でも RA 患者は別としてきた足の外科も，本格的に再建術を目指すことができるようになった．関節破壊が止まった時点での破壊程度に応じた術式の開発など，リウマチ外科の中での足の外科領域の発展が期待される．

111　糖尿病足

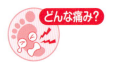

痛みは少ないが，薄紙を 1 枚貼ったように痺れる．感覚が鈍いため，気づかないうちに趾先が傷つき，なかなか治らない．

　糖尿病足とは，糖尿病性神経症による知覚神経障害で防御知覚が失われ，靴などによる傷害から逃避できず，潰瘍から壊死が生じて切断に至る，以下のような一連の疾患が生じた足である．

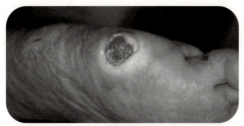

小趾部の潰瘍

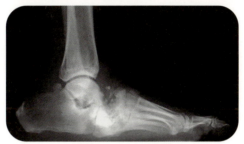

足根部のシャルコー関節

図64 糖尿病足

　潰瘍の治癒は，糖尿病性血管炎やアテローム性動脈硬化，自律神経障害による血行障害のために遅れる．糖尿病による免疫能の低下により，感染を起こし易い．足内筋に波及した炎症および感染はコンパートメント症候群を起こし，高まった内圧の上昇による血行障害が悪循環により増悪し，ついには筋を壊死させる．こうして生じた足部の壊死は，次第に中枢へと波及し，敗血症の原因となり，ついには切断のやむなきに至る．一方，骨や関節の防御知覚の欠如は，シャルコー（Charcot）関節や変形を生じ，足底圧の異常集中から潰瘍を生じる原因となる．糖尿病性腎症による腎不全のために人工透析を開始して5，6年が経過すると，中枢の大血管の動脈硬化，末梢血管の石灰化により血行が悪化し，趾の壊死が生じ，切断になるケースが多発する．糖尿病性網膜症は視力を障害し，潰瘍の発見を遅らせ，傷の処置を困難にする．

　糖尿病足の詳細については，「はじめに：糖尿病足（足の外科の最近の動向）」（1ページ参照）も参照いただきたい．

112 蜂窩織炎

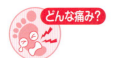 傷が化膿し，足全体が腫れて熱を持ち，赤くなってズキズキ痛い．

　蜂窩織炎は，細菌感染によって起こる皮膚と皮下組織の感染症である．原因菌は，主にレンサ球菌で，時にブドウ球菌を認める．皮膚の外傷，皮膚炎，皮膚真菌症を原因とすることが多いが，感染源が特定できない場合もある．
　糖尿病が基礎疾患にあることが多く，水虫からの感染も多い．皮下脂肪から深部の筋層に感染が波及すればコンパートメントを通じて感染が拡大する．膿瘍を認めれば切開排膿が必要となる．

113 バージャー（Buerger）病

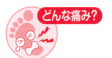 少し長く歩くと，ふくらはぎが痛くなる．立ち止まって休むと楽になる．

　血管性の間欠歩行を特徴とする，中年以降の男性に多くみられる虚血性疼痛を起こす疾患である．昔風に言えばエノケンが泣くほどの痛みで，以前は足を切断していた疾患である．閉塞性の血栓性血管炎で，下肢の大動脈を侵し，阻血性の激しい疼痛が生じる．

114 動脈硬化性閉塞（arteriosclerosis obliterans）

どんな痛み？ 趾先が痺れて痛い．歩くとひどくなる．

　大動脈および中動脈の内膜に脂質が沈着する動脈硬化症で，脂質沈着は線維化と石灰化を起こす．下肢の血流が低下すると，脊椎管狭窄と同様に間欠跛行を起こすが，座り込まなくても短時間静止すれば疼痛が寛解し，再度，歩行が可能となる点が脊椎管狭窄と異なる．糖尿病足に合併することが多く，下肢切断の最大の原因の一つである．

115 いわゆる末梢神経障害（peripheral neuropathy）

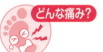

どんな痛み？ 足の裏全体が痺れて，ジンジンするような痛みがある．

　明らかな糖尿病性の神経障害や阻血性の神経障害がないのに，浮腫や皮膚の菲薄化，冷感を伴う，横断性の末梢神経障害を思わせる痺れを訴える患者が，中年以降の女性に多くみられる．単に更年期障害や自律神経障害，循環不全と片付けられている症例が多いが，脳，脊髄や，より中枢の末梢神経障害だったり，靴による障害，足底の圧分布の障害であったりすることもある．「薄紙を1枚貼った感じ」と言う患者が多いように思う．浅学の故，診断がつかなくて困っている．

116 レイノー（Raynaud）現象（症候群）

どんな痛み？ 足を水に浸けると，白くなって痺れて痛い．

　手ほど目立たないが，寒冷に反応して足部が蒼白化し，疼痛を訴えることがある．現実に目にすれば診断は難しくないが，患者の話を聞いただけでは分からないことがある．最近は，手と違って足を冷たい水に浸けることが少ないので，目立たないのであろうか…

117 ズデック（Sudeck）骨萎縮

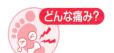

どんな痛み？ 足がジンジンするような重苦しい痛みで，足を床に着けない．

　骨折や打撲後に生じる，虫喰い様の骨萎縮である．RSD（次項参照）と同様に，疼痛，腫脹，皮膚の萎縮を伴う．きつすぎたギプス固定などによる，疼痛と腫脹が骨萎縮の原因になる．治療が極めて困難で，発症後3週以内の早期に発見して，安静，固定，挙上により，疼痛と腫脹を防止するしかない．3ヵ月以上が経過して病態が完成してしまうと，最低限の関節可動域訓練，微温浴，挙上などにより，疼痛を誘発しないようにしながら時間をかけて治癒を待つしかない．

118 RSD（反射性交感神経性異栄養症）

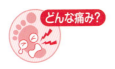

どんな痛み？ ぶつけただけなのに，腫れて，赤黒く色が変わった．歩いても，触っても，じっとしていても，お風呂に浸けても，痛くてジンジンする．

　打撲や捻挫，膝や足関節の関節鏡視，鏡視下手術などの後に，痛みを我慢して無理なリハビリや訓練を行って起こすことが多い．初期には，原因となった外傷に似つかわしくない激しい疼痛と腫脹，暗赤色の皮膚の色調が特徴である．3ヵ月後くらいから，皮膚や筋，骨の萎縮が起こり，知覚過敏や異常知覚を生じる．肩手症候群やカウザルギー，ズデック骨萎縮，CRPS（複合性局所疼痛症候群）と同様の機転と考えられる．

119 ステロイド性疲労骨折

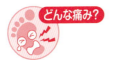

どんな痛み？ ステロイドを長期使用しているが，ぶつけてもいないのに甲や足関節が腫れ，痛くなってきた．

　SLEやRAなどで長期にステロイドを投与していると，中足骨などの運動による疲労骨折が多くみられる部位以外の，内外果や脛骨骨幹などに疲労骨折を生じる．安静のみで治癒するが，念頭にないと単に基礎疾患の痛みとして看過されることがある．

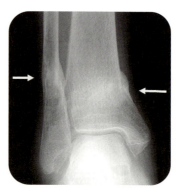

図65 ステロイドによる骨萎縮と疲労骨折

120 下肢の短縮

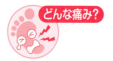 踵が着かないので，趾の付け根が痛く，胼胝ができる．

　先天性下腿偽関節や，脛骨列および腓骨列の低形成や欠損など，種々の理由により下肢の短縮が起こる．仮骨延長術が行われるようになって，ほとんどの症例で就学前と成長停止時期の2回の延長術で脚長差の解消が可能となった．足部の耐荷重性，足関節および膝関節の可動性と安定性，脚の太さのアンバランスなどの問題を残すが，脚長差が解消し得ることを忘れてはならない．

121 先天性内反足

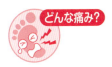
どんな痛み？ 足底が床に着かず，外側部や甲が着くので，胼胝ができて痛い．

「先天股脱」「斜頚」と並ぶ整形外科の三大奇形であった．かつては，足の外科といえば内反足の専門家を指したくらい多くみられる疾患であったが，先天股脱や斜頚と同様，最近なぜか激減してしまった．発生頻度は約 0.1％で，2：1 と男性に多く，両側例は片側例よりやや多い．変形は，内反（pes varus），尖足（pes equines），内転（pes adductus），凹足（pes cavus），下腿内捻（medio torsio cruris）が五大要素である．踵は内反し，後足部はアキレス腱で引き上げられ，ショパール関節以遠の前足部は内方に曲がり，土踏まずは上昇する．

現在では，ポンセッティ（Ponseti）法が最も安定した成績を示している．本法では，まず生後できるだけ早く（生後 1 週以内）に矯正ギプスを開始し，

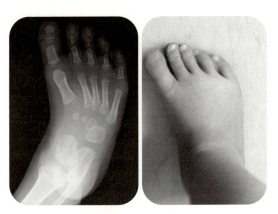

図 66 先天性内反足

毎週，更新する．矯正ギプスを5回更新して凹足，内転，内反変形が矯正されたら，アキレス腱の皮下切腱術を行い尖足を矯正し，3週間のギプス固定を行う．その後は足外転装具に切り替えて，2〜4歳まで矯正位を保持する．装具着用後3ヵ月は終日装用させ，その後は就眠時のみとして定期的に来院させチェックする．順調に経過すれば，2〜4歳で装具を除去し，1〜2年ごとに骨成長が止まるまでフォローする．

　矯正が得られなければ，生後3〜9ヵ月に軟部組織の解離手術を行う．変形が矯正されれば，6歳ぐらいまで夜間装具や矯正靴による矯正の保持に努める．年長になっても矯正が得られなかったり，変形が再発する症例には，骨切り術や関節固定術で対処する．少なくなったからと言って，治り易くなったわけではない．早急に専門家に送ることが先決で，初期の保存療法が大切なことも変わらない．矯正ギプスは，内反足の手術ができる医者が行うべきである．

122 先天性内転足

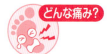 どんな痛み？　靴が当たって痛い．

　生下時より前足部の内転・内がえし変形があるが，内反足と異なり後足部の内反・尖足変形は認められない．正面X線写真で，距骨と第1中足骨，距骨と踵骨の長軸の成す角度が大きい．数回の矯正ギプスで治癒する例と，内反足と同様，軟部組織の解離術や矯正骨切り術を要する例がある．

123 矮　足

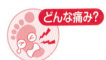
どんな痛み？　靴の中で擦れて痛い．

　小人症と同じで，バランスの良い矮足と悪い矮足がある．いずれにしても手術では治療できないので，靴や補填装具で対応する．幅より長さの補正のほうが容易なので，幅が正常で長さが短いほうが合わせ易い．

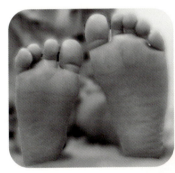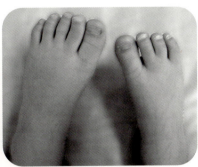

図67 矮足

124 先天性絞扼輪

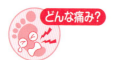 **どんな痛み?** 下腿にゴムバンドをはめたようなくびれがあり，末梢がむくむ．

　趾や下腿の先天性切断から絞扼輪まで，その程度はさまざまである．強い絞扼輪はリンパ浮腫から拘縮を生じるので，末梢に浮腫をつくるものは早期手術を要する．

コラム　奇形と遺伝

　先天奇形の原因には，発生障害と遺伝性疾患がある．専門書や報告を調べて正確に診断するべきなのだが，趾の数が多いか少ないか，趾間がくっついてるか裂けているかくらいで，治療に走ってしまう．だから，恥ずかしいぐらい遺伝について知らない．患者に加え，その両親，両方の祖父母の7人に囲まれて，「次の子供は大丈夫ですか」と訊かれるとどぎまぎする．インフォームドコンセントの時代だとはいえ，説明して決めさせるのは酷だろう．合併奇形がなく，片側性で単純な奇形は遺伝性が少ないという経験的簡易診断法で，「大丈夫です」と言い切っている．不勉強を理由に，地獄の釜で茹でられても仕方がない．

索引

第Ⅵ章「部位と疾患」の各疾患項目の掲載ページは**太字**で示した．

欧文

arteriosclerosis obliterans（ASO） 4, **297**

Buerger 病 **296**

calcaneonavicular bar **229**
Charcot 関節 **295**
Chopart 関節変形性関節症 **238**
curly toe **181**

DLMO 法 153
DMARDs 294
dry necrosis 4
Dupuytren 病 **211**

eversion 68

Freiberg 病 **182**

glomus 腫瘍 **169**

Haglund 変形 **252**
hallux rigidus **173**, 277
hammer toe **180**
human papilloma virus（HPV）1 型 218

impingement exostosis **269**
inversion 68
IP 関節の捻挫・脱臼 **199**

jogger's foot **211**

Jones 骨折 **223**

Köhler 病 **232**

Lisfranc 関節変形性関節症 **231**
Lisfranc 靱帯損傷 **236**

Malgaigne 圧痛点 76, 197
march fracture **235**
metatarsalgia 186
Mönckeberg 動脈硬化 4
Morton（偽）神経腫 72, 126, **184**
Morton 趾 **185**

os peronei 221
os tibiale externum 209
osteochondral lesion 279

peripheral neuropathy **297**
plantar fibromatosis **211**
plantar wart 218
pollex rigidus 277
Ponseti 法 301
pronation 68
PTTD（posterior tibial tendon dysfunction） 78, 131, **219**
pump bump 249

RA（rheumatoid arthritis） **291**
　——患者の靴 293
Raynaud 現象 **298**

RSD（reflex sympathetic dystrophy） **299**

SACH（solid ankle cushion heel） 101
Sever 病 **248**
Shepherd 骨折 275
Sudeck 骨萎縮 **298**
supination 68

tarsal boss **232**
tarsal tunnel syndrome **265**
Tinel サイン 245
Tinel 様の痛み 212, 253, 271
too many toes sign 82, 219
transfer metatarsalgia 185
Trendelenburg 現象 81
trigger great toe 277
trigger thumb 277
turf toe **176**

Volkmann 拘縮 **287**

wet necrosis 4
windlass effect 216, 242

X 線写真 84, 88
　——の撮り方 84
　——の読み方 88

和文

あ
アーチ　207
アーチサポート　119, 211
あかぎれ　**289**
アキレス腱周囲炎　125, **246**
アキレス腱断裂　**284**
アキレス腱付着部滑液包炎　**247**
足裏　51, 64
　　——の痛み　151
　　——マッサージ　112
足関節外斜側面像　86
足関節固定用テーピング　106
足と握手　64
足と全身疾患　47
足のアーチ　207
足の運動表示　67, 68
足の温度　65
足（脚）の筋肉ポンプ　107
足の知覚　57, 65
足のランドマーク　77

い
痛まない靴　149
痛み　57
　　——の訊き方　45
疣　218
インソール　116

う
ウィルヒョウ　37
ウェッジ　101
魚の目　**195**
　　——の位置　53
内がえし　68
　　——捻挫　76

え
壊死　4
エラスティック・ストッキング　106
エルボー・クラッチ　115

お
凹足　**217**

か
カーリー変形　**181**
回外　68
外果下端剝離骨折　**260**
外脛骨　209
外側靱帯損傷　75
外側足底神経　212, 266, 267
外側縦アーチ　208
開張足　109, **206**
回内　68
外反踵足　**218**
外反足　67
外反扁平足　253
外反母趾　141, **170**
　　——装具　152
　　——と遺伝　148
　　——と靴　149
　　——のX線診断　171
踵脂肪体萎縮　**243**
踵の痛み　133
下肢の短縮　**300**
荷重位X線写真　84
家族歴　48
下腿筋膜裂傷　**284**
下腿コンパートメント症候群　**285**
滑液包炎　132, **172**, 247
ガングリオン　132
間欠性跛行　49
乾性壊死　4, 8
関節リウマチ　**291**
　　——患者の靴　293
陥入爪　**167**

き
既往歴　47
奇形　**304**
球環鋸　99
球状足関節　**272**
強剛母指　**277**
強剛母趾　**173**, 277
距骨壊死　**283**
距骨外側突起骨折　**259**
距骨下関節不安定症　**254**
距骨下関節変形性関節症　**258**
距骨滑車　227
　　——骨軟骨障害　279
距骨傾斜　256
距骨嘴　**268**
巨趾症　**203**
距踵骨間靱帯　255
　　——損傷　**258**
距踵靱帯　227
錐もみ法　191
筋肉ポンプ　107
筋膜切開　**287**
筋膜裂傷　**284**

く
靴　93
　　——のJIS　96
　　——の部位の名称　94
　　——の補正　99
靴選び　12, 93
屈曲拘縮　61
屈筋支帯　266
屈趾変形　**179**
靴擦れ　**250**
クルミ割り骨折　**226**
黒爪　**190**
グロムス腫瘍　**169**

け

鶏眼 **195**
脛骨神経 212, 266, 267
　——踵骨枝エントラップメント・ニューロパシー **253**
鶏状歩行障害 **49**
頚靱帯 **255**
痙性片麻痺歩行障害 **49**
痙性失調性歩行障害 **49**
痙性対麻痺歩行障害 **49**
軽度外反母趾 **154**
脛腓靱帯損傷 **274**
ケーラー病 **232**
下駄骨折 **222**
血管腫 **169**
血行再建 **11**
血行障害型糖尿病足 **4**
血栓性血管炎 **296**
健康サンダル **110**

こ

高位橈骨神経麻痺 **33**
後距腓靱帯 **255**
行軍骨折 **235**
後脛骨筋腱 **266**
　——機能不全症 78, 131, **219**
合趾症 **205**
硬性弾性装具 **152**
剛直母趾 **173**
交通戦争 **2**
絞扼輪 **304**
坑リウマチ薬 **294**
小刻み歩行 **49**
骨萎縮 **298**
骨軟骨骨折 **279**
骨軟骨障害 **279**
骨肉腫 **2**
コルヒチン **177**
コンパートメント症候群（下腿）**285**
コンパートメント症候群（足部）**213**
コンフォート・シューズ **107**

さ

殺菌 **17**
サポーター 105, **153**
三角骨症候群 130, **274**

し

シェーバー病 **248**
シェファード骨折 **275**
趾間鶏眼 **194**
趾骨骨髄炎 **202**
趾骨内軟骨腫 **199**
趾節骨骨折 **197**
趾節骨癒合症 **188**
湿性壊死 4, **8**
失調性歩行障害 **49**
知っておくべき足の疾患 **42**
痺れ **57**
しもやけ **289**
シャルコー関節 **295**
シャンク **103**
舟状骨疲労骨折 **235**
種子骨 89, **145**
　——軸射 **87**
　——障害 **175**
踵骨棘 31, 126, 133, **239**
　——の痛みの原因 **240**
踵骨骨折 **258**
踵骨骨端症 **248**
踵骨軸射 **87**
踵骨前方突起骨折 **230**
踵舟棒 **229**
踵足 67, **218**
消毒薬 **17**
衝突性外骨腫 **269**
小脳性失調性歩行障害 **49**
踵腓靱帯 **255**
　——損傷 **257**
踵部低温熱傷 **244**
ジョーンズ骨折 **223**
ジョギング愛好者の足 **211**
職業と足部疾患 **39**
ショパール関節変形性関節症 **238**
伸筋腱腱鞘炎 **270**
伸筋支帯エントラップメント・ニューロパシー **271**
伸筋支帯腱鞘炎 **131**
神経障害型糖尿病足 **4**
人工透析 **4**
伸縮性ストッキング **106**
靱帯損傷 **75**

す

垂直距骨 **216**
ズデック骨萎縮 **298**
ステロイド性疲労骨折 **299**
ストッキング **106**
スピール膏 **195**
スプリント **105**
スプレッダー型装具 **153**
スポーツ歴 **47**
座りダコ **273**

せ

整形靴 **109**
生物学的製剤 **294**
性別と足部疾患 **39**
セカンドオピニオン **46**
脊髄性失調性歩行障害 **49**
切断 **2**
　——レベル **10**
セパレーター 105, **153**
前医の情報 **46**
前距腓靱帯 227, **255**
　——損傷 **257**

前脛腓靱帯　227
尖足　67, 278
前足根管症候群　131, 231
先天奇形　304
先天性外反踵足　218
先天性絞扼輪　304
先天性趾節骨癒合症　188
先天性踵舟癒合症　229
先天性垂直距骨　216
先天性足根骨癒合症　263, 272
先天性中足骨短縮症　237
先天性内転足　302
先天性内反足　301
浅腓骨神経　245
　——エントラップメント・ニューロパシー　245
前方引き出し現象　256

|そ|

爪下外骨腫　170
爪下血腫　190
足関節外側靱帯損傷　255
足関節滑膜インピンジメント症候群　262
足関節部滑液包炎　273
足関節変形性関節症　132, 281
足底圧　53, 203
足底筋膜炎　136
足底腱膜炎　210, 242
足底腱膜付着部炎　242
足底神経　212, 265, 267
足底線維腫症　211
足底板　116, 133, 153
　——の作製　120
足底胼胝　192
足底疣贅　218
足部壊死　4
足部コンパートメント症候群　213

底突き　127
足根管　130
　——症候群　130, 265
足根骨癒合症　263, 272
足根骨瘤　232
足根洞　227
　——症候群　129, 226
外がえし　68
　——捻挫　226

|た|

ターフ・トー　176
第1ケーラー病　232
第1中足骨の内反　142
代替医療　113
第2ケーラー病　182
第2の心臓　26
竹踏み　111
タコ　192, 192
　——の位置　53
多趾症　205
縦アーチ　207
短趾屈筋　61
弾性ストッキング　106
弾発現象　276

|ち|

注射の打ち方　125
中足骨骨頭部痛　126, 127, 186
中足骨桟　100
中足骨短縮症　237
中足骨パッド　120
中足骨疲労骨折　235
中等度外反母趾　154
中膜石灰化硬化　4
長趾屈筋腱　61, 266
長母趾屈筋腱　266
　——腱鞘炎　130, 276
直立歩行　25
治療靴　100

陳旧性外果下端剥離骨折　260

|つ|

痛風　177
杖　114
槌趾　180
ツボ　112
爪切り　166
冷たい足　65
爪白癬　291

|て|

ティネルサイン　245
ティネル様の痛み　212, 253, 271
テーピング　105
デュピュイトラン病　211
転位性中足骨骨頭部痛　185
伝統医療　113

|と|

橈骨神経麻痺　33
凍傷　289
凍瘡　289
糖尿病　1
糖尿病足　1, 6, 294
動脈硬化性閉塞　4, 297
動揺性歩行障害　49
トータルコンタクト・ギプス　10
トーマス・ヒール　101
時は名医　50
特発性距骨壊死　283
トレンデレンブルグ現象　81

|な|

内側足底神経　212, 266, 267
　——エントラップメン

ト・ニューロパシー **211**
内側縦アーチ **208**
内転足 **302**
内反小趾 **189**
内反足 67, **301**
中敷き **116**
軟性弾性装具 **153**
難治性捻挫 **228**

に

肉刺 **250**
肉ばなれ **284**
2 足歩行 **24**
二分靱帯 229, **255**
　——損傷 76, **229**

ね

捻挫 **75**, 226, 255, 257, 258, 259
年齢と足部疾患 **38**

は

パーキンソン歩行 **49**
バージャー病 **296**
ハイヒール **141**
白癬菌 **291**
白癬症 **290**
ハグルンド変形 **252**
跛行 **49**
パッド **103**
バニオネット **189**
ハネムーン麻痺 **33**
ばね指 61, **277**
ばね趾 61, **276**, 277
反射性交感神経性異栄養症 **299**
パンプス **141**
パンプバンプ **249**
ハンマー趾 **180**

ひ

非荷重位 X 線写真 **84**
腓骨筋痙縮性扁平足 **253**
腓骨筋腱滑車 **255**
腓骨筋腱腱鞘炎 **228**
腓骨筋腱脱臼 **261**
腓骨筋腱付着部炎 **221**
腓骨神経エントラップメント・ニューロパシー **131**
ヒト乳頭腫ウイルス **218**
皮膚温 **56**
腓腹筋 **60**
癜疽 **168**
ヒラメ筋 **60**
疲労骨折 **235**
広すぎる靴 **108**

ふ

フォルクマン拘縮 **287**
副骨 **89**
フットケア **16**
　——用品 **103**
フライバーグ病 **182**
フレアー・ヒール **101**
ブロック注射 **129**

へ

ベルクマン型装具 **152**, 172
胼胝 186, 192
扁平足 **214**
　——信仰 **111**
　——とスポーツ **63**

ほ

蜂窩織炎 168, **296**
防御知覚 **57**
ボール部 **127**
歩行失行 **49**
歩行障害 **49**

母趾種子骨障害 **175**
母趾の痛む疾患 **42**
母趾の外反 **142**
母指のばね指 **277**
母趾のばね趾 **276**, 277
ポンセッティ法 **301**

ま

巻き上げ効果 216, 242
巻き爪 **166**
末梢神経障害 **297**
松葉杖 **114**
　——麻痺 **114**
まめ **250**
マルゲーニュ圧痛点 76, 197
マレット趾 **179**

み

水掻き裂創 **201**
水虫 **290**, 291

め

メタタルザール・バー **100**
メンケベルク動脈硬化様の変化 **4**

も

モートン（偽）神経腫 72, 126, **184**
モートン病 127, **186**
　——という病名 **73**
モートン趾 **185**
問診 **40**

や

焼きゴテ法 **191**

ゆ

疣贅 **218**
有痛性 os peronei **221**

有痛性外脛骨　129, **209**
趾の脱臼　199

よ

よくみる足の疾患　42
横アーチ　208

り

リスフラン関節変形性関節症　231
リスフラン靱帯損傷　236
離断性骨軟骨炎　279
立方骨圧迫骨折　**226**

れ

レイノー現象　**298**
裂足　288

ろ

ロッカーボトム　100
ロフストランド・クラッチ　115

わ

矮足　**303**

● **著者紹介**

井口　傑（いのくち　すぐる）

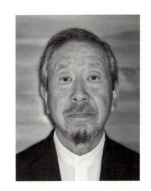

1945 年	生まれ
1970 年	慶應義塾大学医学部卒業，同整形外科助手
1977 年	日端基金派遣研究員としてスウェーデン王立カロリンスカ研究所に留学
1983 年	東京専売病院整形外科部長兼リハビリテーションセンター長
1990 年	慶應義塾大学医学部整形外科講師
2005 年	慶應義塾大学医学部総合医科学研究センター・整形外科教授
2008 年	同上，退職

　第二次世界大戦の2ヵ月後に，広島に生まれました．慶應義塾大学医学部を卒業後，整形外科医となり，医者人生の前半を手の外科，後半を足の外科で過ごした臨床医です．顔の見える医療を目指し，何故，何故と呟きながら，失敗と挫折を繰り返してきました．還暦でメスを置き，今年，古稀を迎えた医者としての思いの丈を伝えたいと思っています．

所属学会等

日本靴医学会	名誉会員（第 13 回会長）
日本足の外科学会	名誉会員（第 24 回会長）
欧州足の外科学会（EFAS）	Individual Member
Foot and Ankle Surgery	Editorial Board
Journal of Orthopaedic Science（JOS）	Editorial Board

主要著書

足の診療ガイドブック（南江堂，2001 年）
今月の治療指針（医学書院，2003 年）
足のクリニック（南江堂，2004 年）
An Atlas of Foot and Ankle Surgery Second Edition（Taylor & Francis, London, 2005 年）
足の外科の要点と盲点（文光堂，2006 年）
新版・外反母趾を防ぐ・治す（健康ライブラリー）（講談社，2007 年）
足のクリニックⅡ（南江堂，2008 年）

新・足のクリニック―教科書に書けなかった診療のコツ―

| 2015年11月10日　第1刷発行 | 著　者　井口　傑 |
| 2018年 4月10日　第2刷発行 | 発行者　小立鉦彦 |

発行所　株式会社　南　江　堂
〒113-8410 東京都文京区本郷三丁目42番6号
☎(出版)03-3811-7236　(営業)03-3811-7239
ホームページ http://www.nankodo.co.jp/
印刷・製本　三報社印刷
装丁　BSL

New Foot and Ankle Clinic
© Nankodo Co., Ltd., 2015

定価は表紙に表示してあります．
落丁・乱丁の場合はお取り替えいたします．
本書の無断複写を禁じます．

Printed and Bound in Japan
ISBN978-4-524-26049-2

JCOPY 〈(社)出版者著作権管理機構　委託出版物〉

本書の無断複写は，著作権法上での例外を除き，禁じられています．複写される場合は，そのつど事前に，(社)出版者著作権管理機構（TEL 03-3513-6969, FAX 03-3513-6979, e-mail: info@jcopy.or.jp）の許諾を得てください．

本書をスキャン，デジタルデータ化するなどの複製を無許諾で行う行為は，著作権法上での限られた例外（「私的使用のための複製」など）を除き禁じられています．大学，病院，企業などにおいて，内部的に業務上使用する目的で上記の行為を行うことは私的使用には該当せず違法です．また私的使用のためであっても，代行業者等の第三者に依頼して上記の行為を行うことは違法です．